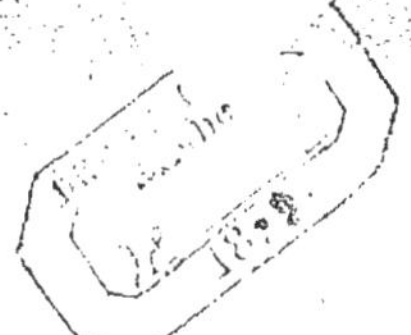

LA

BULBITE URÉTHRALE

PAR

A. DAUNIC

DOCTEUR EN MÉDECINE DE LA FACULTÉ DE PARIS

PARIS

G. STEINHEIL, ÉDITEUR

2, rue Casimir-Delavigne 2

1889

LA

BULBITE URÉTHRALE

BULBITE URÉTHRALE

PAR

A. DAUNIC

DOCTEUR EN MÉDECINE DE LA FACULTÉ DE PARIS

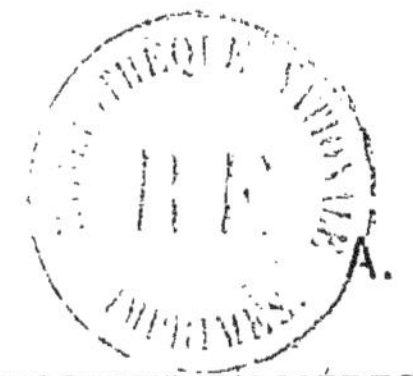

PARIS

G. STEINHEIL, ÉDITEUR

2, rue Casimir-Delavigne 2

1889

AVANT-PROPOS

Nous appelons *bulbite*, non pas l'inflammation du renflement bulbaire de l'urèthre, ainsi qu'on pourrait le supposer, mais bien l'inflammation du cul-de-sac du bulbe. Somme toute, le mot *bulbite* désigne *l'uréthrite bulbaire*.

Nous adoptons le mot *bulbite* d'abord parce qu'il a été employé avant nous pour désigner la phlegmasie localisée qui va nous occuper. De plus cette expression est dans l'espèce aussi rationnelle que celle de stomatite appliquée à l'inflammation de la bouche ou celle de cystite appliquée à celle de la vessie. Dans ces deux exemples ce n'est que la muqueuse de revêtement qui est atteinte. Cependant les mots qui désignent ces maladies appartiennent à l'organe total dont la muqueuse seule est affectée. Mais on ne s'y trompe pas. Le langage médical a ses conventions. Nous ne croyons pas, dans un intérêt purement linguistique, devoir écarter le mot bulbite, déjà adopté par plusieurs de nos maîtres, sous prétexte qu'il pourrait prêter à confusion en faisant penser à une inflammation du renflement bulbaire, alors qu'il désigne pour nous l'inflammation de la muqueuse uréthrale correspondant à la région bulbaire, c'est-à-dire l'inflammation de la paroi interne de ce qu'on est convenu d'appeler *le cul-de-sac du bulbe.*

Ces quelques mots étaient nécessaires pour bien fixer les limites de notre sujet.

Dans le courant de nos études, nous avons eu l'occasion d'observer, tant dans les hôpitaux généraux que dans les hôpitaux spéciaux, et en particulier au Midi et à Saint-Louis, des écoulements blennorrhéiques présentant un caractère rebelle particulier, à tous les traitements. Nous avons toujours été surpris de voir considérer comme une entité morbide déterminée, ce qui ne nous paraît être qu'une manifestation symptomatologique.

Nous faisons allusion à ce que les anciens ont appelé blennorrhée. Ce terme a pris droit de cité en pathologie spéciale, et encore aujourd'hui, il sert, auprès de la plupart des médecins, à désigner les suintements chroniques de l'urèthre.

Pour notre part, nous n'avons jamais compris pourquoi on persistait à classer un suintement muco-purulent parmi les maladies. Ici, comme ailleurs, le phénomène n'est qu'une conséquence, qu'une deutéropathie, qu'un symptôme. Or, ce n'est jamais le symptôme qui doit donner le nom à la maladie, il doit plutôt se tirer de la cause, de la lésion anatomique.

Le mot blennorrhée devrait donc être effacé de la nosologie en tant que nom d'une maladie déterminée. Il en est du reste ainsi pour les manifestations appelées autrefois gastrorrhées, bronchorrhées, qui ne sont plus considérées comme entités morbides déterminées et qui ont pris le rang plus modeste de manifestations symptomatologiques.

Nous avons pu nous rendre compte que les blennorrhées constituent un groupe nombreux, et qu'elles relèvent de modifications anatomo-pathologiques uréthrales très différentes les unes des autres.

Nous avons suivi, pendant deux ans, le dispensaire du D' Hamonic, et il nous a été donné d'y observer et d'y traiter un grand nombre de malades atteints d'écoulements blennorrhéiques. En compulsant nos observations, nous pouvons en retirer cet enseignement : que la blennorrhée est, dans l'immense majorité des cas, liée à un rétrécissement, à un état fongueux du canal, à une folliculite uréthrale, enfin, à une bulbite.

Il y a longtemps que les observateurs ont mentionné le rapport de cause à effet qui existe entre le rétrécissement et la blennorrhée.

Messieurs Guiard, Hamonic, Lefort ont montré, en y insistant, le lien qui existe entre la blennorrhée et la folliculite.

Il n'en est pas de même pour la bulbite. La bulbite, quoiqu'on trouve ce nom dans beaucoup d'ouvrages, constitue une modalité clinique et anatomique encore mal déterminée. En somme, c'est une nouveauté que nous allons chercher à étudier et à faire connaître. A ce titre, nous réclamons l'indulgence de nos juges ; étant donnée surtout la difficulté qu'on a de soumettre à des examens anatomo-pathologiques des urèthres atteints de cette affection.

La notion des bulbites nous paraît devoir jeter un

jour tout particulier sur l'étiologie d'un grand nombre de suintements blennorrhéiques, et, comme conséquence, le traitement aura plus de chances de succès, parce qu'il combattra directement le siège exact du mal.

Nous croyons qu'à l'idée de suintement idiopathique, il faut substituer celle de suintement deutéropathique, lié toujours à une lésion inflammatoire, quelquefois diffuse, mais plus souvent localisée.

L'idée que nous allons défendre est certainement plus en rapport avec les données scientifiques modernes, que celle émise au temps où la doctrine humorale s'imposait.

Notre travail a donc pour but d'étudier anatomiquement et histologiquement la région du bulbe de l'urèthre, d'examiner principalement ce qu'on est convenu d'appeler le cul-de-sac du bulbe.

Dès maintenant, nous tenons à dire que cette cavité nous paraît correspondre à un état pathologique.

Dans les recherches nombreuses auxquelles nous nous sommes livré, nous n'avons pas pu constater son existence dans les circonstances normales.

Nous croyons donc que les anatomistes qui ont décrit le cul-de-sac du bulbe ont exagéré sa fréquence.

Nous étudierons ensuite les motifs qui font que les phlegmasies uréthrales ont une tendance naturelle à se localiser dans les parties profondes de l'avant-canal, c'est-à-dire dans la région bulbaire. Nous nous occuperons enfin des symptômes cliniques et des moyens d'exploration des bulbites ainsi que de leur traitement.

Nous profitons de la circonstance qui s'offre à nous,

pour témoigner publiquement notre reconnaissance à M. le Professeur Trélat, du grand honneur qu'il nous fait en acceptant d'être le président de notre thèse.

Destiné à exercer dans un pays lointain, ami de la France, nous mettrons à profit ses précieux enseignements, et ce sera avec une fierté légitime que nous nous souviendrons du maître et de sa bienveillante protection.

Nous nous garderons d'oublier notre premier maître, le Docteur Bezy, médecin des hôpitaux de Toulouse.

De même, nous sommes heureux de témoigner notre reconnaissance aux Docteurs Gérard-Marchant, Budin, Barette, Champetier de Ribes, Méry.

Le docteur Hamonic a été pour nous un maître et un ami. Nous ne saurions trop le remercier de nous avoir associé à ses travaux.

C'est à lui que revient tout le mérite de notre thèse, faite sous son inspiration et sous sa bienveillante direction.

———

CHAPITRE PREMIER

Nous ne voulons pas reproduire ici l'anatomie de la région bulbaire dont on trouvera des descriptions magistrales dans les ouvrages de MM. Sappey, Richet, Tillaux.

Ce serait sortir de notre sujet que d'étudier les rapports de cette région avec le périnée et les organes voisins. Nos recherches nous ont démontré qu'il n'y avait rien à ajouter à ce qu'ont écrit les savants dont les noms précèdent.

Mais si nous portons notre attention sur l'intérieur du canal de l'urèthre, au niveau de la région bulbaire, nous devons avouer que nous considérons la cavité décrite en ce point comme une exception rare chez un sujet sain.

Le professeur Guyon dit ceci : *Leçons cliniques sur les maladies des voies génito-urinaires* (IVe partie) :

« Lorsque l'on fend latéralement un urèthre, laissé en place avec tous ses rapports normaux, et que l'on mesure attentivement au compas les régions scrotale et bulbaire, on ne constate pas de différence marquée appréciable dans les mensurations. Cependant il semble à l'œil qu'il existe une dilation de l'urèthre au niveau du bulbe C'est une illusion d'optique et l'on s'en rend aisément compte. Si l'on soulève, au moyen d'un fil placé transversalement sous l'urèthre, un point quelconque de sa partie spongieuse, il semble aussitôt qu'il existe, en avant et en arrière du point artificiellement rétréci, une dilatation légère. »

« En réalité, la fossette du bulbe ne nous a jamais paru exister d'une façon sensible chez l'adulte, chez l'homme dans la force de l'âge, non plus que chez le vieillard à périnée ferme et maigre. Par contre, chez le vieillard dont le périnée est épais et gras, la dépression bulbaire s'accuse très nettement. »

M. Tillaux (1) émet une même opinion. « Lorsqu'on examine l'urèthre par sa face interne, après l'avoir fendu sur sa paroi supérieure, on n'aperçoit rien qui signale la place du bulbe, si ce n'est une légère dilation. Il faut bien savoir que les mots cavité du bulbe, cul-de-sac du bulbe, sont des expressions trompeuses, qui s'appliquent à cette dilatation et non pas à une cavité occupant le bulbe lui même. C'est à tort que l'on dit : « l'urèthre s'engage dans le bulbe, » ce dernier est un organe plein, ne présentant *aucune cavité* en rapport avec l'urèthre, mais à son niveau, surtout en examinant le canal sur une coupe antéro-postérieure, on constate que la paroi inférieure présente une dépression plus ou moins marquée. »

M. le Dr Paul Hamonic, qui s'est livré à beaucoup de recherches sur le cul-de-sac du bulbe et qui en a préparé un grand nombre, nous a affirmé qu'il n'avait ren-

(1) *Anatomie topographique*, p. 797.

contré cette cavité que dix fois sur cent environ. Dans la plupart des cas où il a pu faire cette constatation, c'était sur des sujets vieux, et de plus, la cavité en question présentait des traces d'une phlegmasie semblant indiquer que sa formation avait été précédée d'une maladie locale dont elle était la conséquence directe.

D'après lui, lorsqu'on ouvre le canal de l'urèthre, on trouve toujours, en avant des sphincters, une sorte de dépression, rendue *sensible* par le passage d'un instrument rigide à ce niveau. Cette dépression, d'après lui, est plutôt le résultat d'un changement de consistance entre la région bulbaire proprement dite et la portion membraneuse.

Cette première, sur le cadavre est molle, tandis que la seconde est dure, ferme, à cause de la rigidité cadavérique du sphincter interuréthral qui l'entoure.

Si, avant d'ouvrir le canal, on a soin, dans ces conditions, de passer une sonde ordinaire dans l'urèthre, de façon à faire disparaître la rigidité du sphincter, la sensation obtenue à l'aide d'un stylet cesse d'exister. Dans de telles conditions, le cul-de-sac est donc une illusion, un semblant de cavité due à la stricture naturelle exercée sur un conduit élastique par un muscle cylindrique, stricture qui, en diminuant le calibre de ce conduit en un point déterminé, semble constituer une dilatation en avant de ce point.

L'opinion de M. Hamonic est en concordance parfaite avec celle de M. Guyon, qui prétend pouvoir créer artificiellement, sur n'importe quel point de l'urèthre, un cul-de-sac assez comparable à celui du bulbe.

Pour cela on n'a qu'à entourer le canal de l'urèthre isolé, d'un fil en anse. Si on serre le fil aussitôt, en avant du point coarcté on voit se produire une sorte de dilatation, de cul-de-sac, qui n'est que la résultante de la constriction.

Dans l'état normal, le sphincter interuréthral représente le fil employé ici.

Nous avons répété cette expérience et elle nous a absolument convaincu.

Nous sommes cependant d'avis que le cul-de-sac pourrait exister chez le vieillard dans une certaine proportion.

Le bulbe s'hypertrophie dans l'âge avancé. Mais cette hypertrophie est-elle la cause de la dépression qui se produit à cet âge ou bien n'est-ce pas le contraire qui arrive.

La première hypothèse a cours ordinairement : Nous nous demandons si la seconde n'est pas celle que l'on devrait désormais adopter.

Nous avons vu un urèthre de vieillard, dont la muqueuse était absolument saine : le bulbe n'était pas hypertrophié; la muqueuse, au contraire, présentait toujours des lésions quand le bulbe était hypertrophié.

Dans tous les cas, il existe une relation de cause à effet entre l'hypertrophie et la dépression bulbaires. Ces deux phénomènes nous semblent relever plutôt d'un accident pathologique que d'une involution stérile.

Nous avons fait dessiner quelques-unes de nos préparations en prenant, autant que possible, des types représentant un stade d'évolution dans la vie.

Fœtus de 3 mois
Enfant de 1 jour
—   10 ans
Adulte 26 ans
—   37 ans

Examen histologique

Nous avons, sous la direction de M. le Dr Dubar, pratiqué une série de coupes de la région bulbaire perpendiculaires à l'axe. Pour cela, nous avons isolé minutieusement la partie postérieure des corps caverneux jusqu'au point où ces derniers changent de direction et se portent l'un à droite l'autre à gauche de l'urèthre.

C'est en ce point que commence la portion bulbaire du canal. C'est sur celle-ci qu'a porté l'examen.

A un faible grossissement (avec l'oculaire n° 1 et l'objectif n° 3 de Nacht — 80 diamètres) nous voyons l'ensemble de la préparation dans laquelle nous pouvons distinguer les parties suivantes :

1° Un espace clair qui est le conduit urétral.

Ce conduit est limité par une paroi qui est beaucoup plus mince en haut qu'en bas. On y distingue trois couches principales superposées, qui sont de dedans en dehors :

a — Une couche muqueuse.
b — Une couche musculo-fibreuse très vasculaire.
c — Une couche celluleuse sous-muqueuse.

2° Un tissu sous-muqueux contenait du tissu fibreux

du tissu élastique en très grande abondance, des fibres
musculaires lisses, quelques fibres musculaires striées.

3º Le tissu spongieux proprement dit.

La couche muqueuse est constituée par un tissu muqueux, présentant un nombre considérable de noyaux
rapprochés les uns des autres, fréquemment déformés
par pression réciproque, légèrement granuleux, facilement colorables par le picro-carminate d'ammoniaque
et limités par une substance fondamentale amorphe.

Entre ces noyaux existe une substance anhiste de nature conjonctive, dans laquelle on voit des fibres lami-
neuses à un seul contour, transparentes, plus ou moins
onduleuses, isolées ou réunies en faisceaux.

Des fibres élastiques et des vaisseaux complètent la
structure du derme muqueux; somme toute, ce derme
présente la structure générale qu'on observe dans toutes
les muqueuses, avec cette particularité qu'il est très
riche en noyaux embryonnaires et en fibres élastiques.

A la surface du derme muqueux repose un épithélium
pavimenteux stratifié. Les couches cellulaires reposant
directement sur la surface du derme sont cylindriques,
polygonales; les cellules superficielles sont aplaties, à
noyaux allongés.

Le tissu sous-muqueux présente la structure du tissu
cellulaire en général, les éléments histologiques y sont
peu serrés, les fibres élastiques y abondent de même
que les fibres musculaires lisses. On y voit aussi des
vaisseaux nombreux qui offrent cette particularité de se
dilater et d'affecter plus ou moins le caractère du tissu
spongieux.

Immédiatement au-dessous de la couche sous-muqueuse, on observe le tissu spongieux qui se confond pour ainsi dire avec cette dernière. On pourrait même n'admettre qu'une seule couche, tellement cette fusion est intime. Le tissu spongieux est formé par un grand nombre de vaisseaux sous forme de capillaires dilatés; ces vaisseaux sont entourés de fibres musculaires lisses, entrecroisés en tous sens et mélangés à une quantité considérable de fibres élastiques. Ainsi que nous l'avons déjà dit, cette couche est beaucoup plus épaisse du côté de la paroi inférieure que de la paroi supérieure. Sur des coupes portant sur toute l'épaisseur de la région bulbaire, nous avons remarqué la présence de culs-de-sac de la glande de Cowper.

CHAPITRE II

ÉTIOLOGIE

Les bulbites sont la conséquence la plus ordinaire des uréthrites antérieures, surtout lorsque celles-ci occupent d'emblée la totalité du canal.

Les uréthrites ont une tendance à persister, à se localiser dans la région bulbaire, quelle que soit d'ailleurs leur nature.

L'étiologie de la bulbite se confond dès lors avec celle des uréthrites; elle n'est en somme qu'une variété de ces dernières. Il nous faut donc rechercher les causes auxquelles on peut attribuer cette localisation particulière.

D'abord, on peut incriminer la déclivité de l'uréthre lorsque le malade est couché, déclivité qui favorise la stagnation du pus dans les parties les plus reculées du canal. Le sphincter interuréthral étant constamment fermé en vertu de sa tonicité, le pus, s'il progresse d'avant en arrière, par le fait de la pesanteur, s'arrête naturellement au niveau de la région bulbaire. L'ensemencement microbien s'effectue d'autant mieux en ce point, que les colonies de micro-organismes trouvent dans les plis situés dans cette région, un abri contre les agents thérapeutiques dirigés contre eux.

Les injections médicamenteuses favorisent souvent la production de la bulbite en poussant le pus d'avant en arrière et en l'accumulant dans la partie profonde du canal.

Ce fait explique pourquoi les injections rétrogrades, si préconisées à un moment, ont donné et donnent encore des résultats bien meilleurs que les injections directes.

De ce que les inflammations uréthrales ont une tendance à occuper la région bulbaire, il s'ensuit que cette dernière perd ses propriétés élastiques qui lui permettent de se débarrasser des gouttes d'urine, à la fin de la miction. L'urine, dans ce cas, humidifie tout le canal, mais surtout le cul-de-sac, s'il existe. Son contact sur une muqueuse déjà enflammée agit comme cause irritante locale, et concourt à entretenir la phlegmasie. Enfin, les liquides médicamenteux injectés dans l'urèthre éprouvent, pour pénétrer, des difficultés qui sont d'autant plus grandes qu'ils progressent davantage dans le canal et, même s'ils arrivent jusqu'au fond de l'avant-canal (ce qui est rare), la pression qu'ils exercent n'est jamais suffisante pour effacer les plis de la muqueuse, au niveau de la région bulbaire. De sorte que, les parties situées entre ces plis accolés échappent à l'action thérapeutique des injections; et à supposer que celles-ci détruisent les microbes qu'elles rencontrent, elles laissent indemnes ceux qui sont cachés dans les plis. Ces derniers ne tarderont pas à répulluler et à reproduire le foyer infectieux.

Quelquefois la bulbite est primitive d'emblée; ce fait est rare. Pour l'expliquer, on peut admettre que le sujet est porteur d'un cul-de-sac du bulbe produit par une maladie antérieure. Les agents microbiens de la suppuration, pénétrant dans le canal, parviendraient jusqu'au niveau de ce cul-de-sac, dans lequel ils trouvent un abri, à moins qu'ils ne se réfugient dans les plis de la muqueuse. L'urine, en passant, peut les balayer de toutes les autres parties du canal; dès lors, ils ne peuvent se développer que dans la région bulbaire, où ils créent un foyer nettement localisé.

Dans quelques cas, la bulbite dépend directement d'un état général (arthritisme, goutte, lymphatisme, scrofule, etc.) au même titre qu'une uréthrite quelconque.

L'action dyscrasique se manifeste de préférence sur la région bulbaire, probablement à cause d'une maladie antérieure, d'une vitalité moindre, à la suite de conditions diverses, qui créent dans cette région un *locus minoris resistentiæ*.

Dans l'immense majorité des cas, la bulbite est la conséquence ou la terminaison d'une uréthrite antérieure qui a progressé d'avant en arrière, guérissant dans la partie antérieure et non dans la partie profonde, à cause des conditions anatomiques dont nous avons parlé plus haut.

La bulbite est aussi très souvent liée à un rétrécissement, surtout s'il est situé en avant de la région bulbaire. Dans ce cas particulier, l'urine rencontre un obstacle à son écoulement naturel, obstacle variable suivant le degré du rétrécissemen .

Cet obstacle permet à l'urine de séjourner en arrière du rétrécissement, c'est-à-dire dans la région bulbaire;

elle peut s'altérer et subir la fermentation. Dans tous les cas, elle agit comme cause d'irritation locale, comme cause de bulbite. A cela il faut joindre l'inflammation irradiée, dont le point de départ est le rétrécissement lui-même. Si celui-ci est voisin de la région bulbaire, il s'ensuit que cette inflammation atteint cette dernière.

Nous n'insisterons pas sur les corps étrangers de l'urèthre, cause très rare de bulbite, parce que les corps étrangers de l'urèthre sont très rarement observés. Ils sont de deux catégories, ceux introduits dans le méat dans un but quelconque, et les calculs petits et moyens qui pénètrent dans le canal à cause de leur petit volume.

Le sable peut rester assez souvent fixé dans la région prostatique, mais s'il vient traverser le sphincter inter-uréthral, il pénètre dans le cul-de-sac où il séjourne et détermine une vive inflammation.

CHAPITRE III

Symptomatologie

La bulbite débute d'une façon très différente, suivant qu'elle succède à une uréthrite antérieure ou qu'elle se développe primitivement.

Dans le premier cas, qui est de beaucoup le plus ordinaire, les symptômes initiaux se confondent avec ceux de l'uréthrite blennorrhagique. Nous n'avons pas à insister.

Peu à peu, spontanément ou sous l'influence du traitement, l'ensemble des symptômes s'atténue, tout rentre en partie dans l'ordre, mais il persiste un suintement chronique. La phlegmatie uréthrale se localise dans la région du bulbe et la bulbite est constituée.

Dans le second cas, qui est bien plus rarement observé, la maladie se produit insidieusement, passant souvent inaperçue pour le malade, à tel point que très souvent c'est une personne de son entourage qui, frappée par la persistance de taches sur son linge, attire son attention.

Entre ces deux cas extrêmes, il existe toute une série d'intermédiaires sur lesquels il ne nous est pas possible de nous appesantir dans une description nosologique.

Quel que soit le mode de début, une fois la bulbite

dûment constituée, le symptôme qui la caractérise est un suintement.

Ce suintement est le plus souvent intermittent ; c'est surtout le matin, au réveil, que le malade l'observe, lorsqu'il comprime d'arrière en avant son canal de l'urèthre. Cette compression a d'autant plus de chance de faire sourdre du pus au méat, qu'elle s'exerce davantage du côté du périnée. Le médecin doit même, lorsqu'il cherche à déterminer le phénomène, avoir toujours soin de promener son doigt depuis l'anus jusqu'à l'extrémité de la verge, sur la face inférieure du canal, afin d'aller rechercher ainsi le pus dans la région bulbaire où il se produit et s'accumule exclusivement.

Dans la journée, le suintement est moins constant ; ce qui s'explique par le fait des mictions qui balaient le pus sécrété dans l'urèthre.

Si le malade passe un certain nombre d'heures sans uriner, il se met dans des conditions analogues à celles où il se trouve le matin au réveil ; dans ce cas, la pression uréthrale postéro-antérieure amène au méat la goutte purulente caractéristique

Il arrive que la sécrétion pathologique est plus abondante le jour que la nuit, lorsque le malade se fatigue. Toutes les causes qui agissent en congestionnant les organes génito-urinaires, la marche, la course, l'équitation, l'usage des voitures, etc., exagèrent l'écoulement blennorrhéique. Au contraire, le repos, la situation horizontale l'atténuent.

Les recrudescences du suintement sont aussi liées

aux états généraux mauvais, aux dyscrasies, et en général, à toutes les maladies.

Ici, en effet, comme dans toutes les circonstances, le pus se produit d'autant plus facilement que les microbes pyogènes se développent dans un terrain de culture plus débilité et partant plus favorable à leur évolution. Inutile d'insister sur l'influence mauvaise qu'exercent les excès de coït au même point de vue. Il est cependant à remarquer, et cette observation a été faite bien avant nous, que la continence absolue peut exercer une très mauvaise influence. La rétention spermatique agit comme une cause de congestion de l'ensemble des organes génitaux, et cette congestion retentit principalement sur le bulbe, lorsqu'il est malade.

Ainsi se trouvent expliqués ces cas nombreux où un suintement uréthral chronique, contre lequel le malade luttait, en exagérant les précautions qu'on lui avait prescrites, disparaît à partir du moment où il cesse de se soigner pour reprendre ses habitudes premières.

Il y a lieu cependant de ne pas s'exagérer l'importance de ce coït qu'on peut appeler « thérapeutique » et qui doit être pour le malade, moins un moyen de satisfaction, qu'un procédé de décongestion.

Les excès alcooliques sont une cause très fréquente de retour offensif du suintement.

L'alcool, sous toutes ses formes, doit être incriminé ; il en est de même des liquides mousseux chargés d'acide carbonique. En tête de ces derniers nous devons placer la bière, le champagne ; il n'est pas jusqu'à l'eau de Seltz qui n'ait une influence fâcheuse. Certains ma-

lades ont même à cet égard une susceptibilité curieuse.
Quelques-uns, plus rares, offrent une sensibilité élec-
tive, subissant l'influence de telle boisson fermentée à
l'exclusion d'autres boissons aussi chargées d'alcool et
en apparence aussi irritantes.

Nous devons mentionner, dans le même ordre d'idées,
l'action de certains remèdes, comme la *cantharide* par
exemple. Nous avons vu des vésicatoires, appliqués pour
une affection pulmonaire ou autre, être le point de départ de poussées de bulbite intense chez des sujets qui
paraissaient être guéris ou à peu près de cette affection.
Ce phénomène n'a rien qui doive étonner ; on connaît
l'action de la cantharidine sur le rein, l'urethère et la
vessie; c'est là une chose classique. On a moins étudié
l'action de cet agent sur le canal de l'urèthre, mais elle
ne saurait être niée.

L'uréthrite cantharidienne étant admise, on comprend
aisément que la cantharide puisse réveiller une bulbite
à demi-éteinte et la ramener, même si elle est guérie
depuis quelque temps.

A côté de la cantharide, il y aurait peut-être lieu de
placer l'acide salicylique. Mais nous n'avons à ce titre
que quelques données vagues, et nous ne nous hasarde-
rons pas à donner une conclusion.

Des injections uréthrales peuvent agir de la même
manière, mais d'une façon plus directe. Tantôt, c'est
mécaniquement, comme cela arrive lorsqu'on emploie
l'eau bouillie ou distillée à titre de lavage uréthral;
tantôt, c'est par irritation, due à l'action de la substance

employée. On constate souvent ce fait lorsqu'on use de vin rouge suivant l'ancienne injection du Midi.

Enfin, dans un dernier ordre de faits, les pratiques chirurgicales : l'exploration du canal, les instillations, la dilatation, etc., etc., sont susceptibles d'exagérer la bulbite, par irritation directe. Du reste, la plupart de ces méthodes sont essentiellement substitutives et doivent, pour amener la guérison, exciter dans certaines limites, le processus phlegmasique.

Les caractères histologiques du pus recueilli dans le cours des bulbites, diffèrent suivant la nature et variété de la maladie. Nous nous sommes livré à ce point de vue à quelques recherches et nous avons constaté, en résumé, les faits suivants. Au microscope, on observe une quantité considérable de globules blancs de diverses dimensions et de corpuscules pyoïdes. On observe quelques cristaux de cholestérine et des granulations protéiques, en grande quantité. Les éléments microbiens sont constants et de diverses natures. On observe toujours des pyocoques en grande quantité. La plupart du temps on voit des gonocoques qui indiquent que la maladie est intimement liée à une blennorrhagie ancienne. Nous avons souvent trouvé dans ce pus des bactéries de diverses formes et de diverses dimensions, qui nous ont paru provenir du liquide urinaire, pouvant stagner dans le canal. Elles se sont présentées à nous, avec tous les caractères qu'ont assigné MM. Albarran et Hallé, aux microbes de la fermentation urinaire.

Nous avons, dans la plupart des circonstances, ren-

contré dans le pus des bulbites, des cellules indiffé-
rentes de forme, appartenant au type des épithéliums
pavimenteux stratifiés. Ces cellules émanaient de la
muqueuse bulbaire.

Ces éléments étaient granuleux, déformés, et conte-
naient dans leur intérieur des spécimens de microbes
appartenant principalement au genre coccus.

Les cellules à crêtes d'empreinte, qu'on peut y observer, sont des éléments égarés qui proviennent de la
vessie, et qui ont été entraînés par l'urine.

Cliniquement, le pus des bulbites se présente sous
l'aspect d'un liquide jaune, verdâtre, assez peu épais,
beaucoup plus séreux que le pus de bonne nature; il
est peu adhérent au doigt; quelquefois, il est légèrement
grumeleux; il diffère du pus de la blennorrhagie, surtout par sa fluidité. Lorsqu'il séjourne à l'air, au niveau du méat, il se dessèche et donne lieu à de petites
croûtelles jaunâtres, minces, fragiles, qui agglutinent
les bords, et qui peuvent former un léger obstacle à
l'émission de l'urine.

Sur le linge, ce pus donne lieu à de petites taches allongées de haut en bas, qui sont, pour ainsi dire, l'im-
pression du méat urinaire. Ces taches sont d'un jaune
safran, leurs bords sont nets, elles ne sont pas entou-
rées, comme dans la blennorrhagie, par une auréole
empesée. A leur niveau, le linge ne présente pas de rigidité spéciale.

Les taches sont habituellement peu nombreuses; il
s'en produit au plus de dix à quinze dans les vingt-
quatre heures. Si on place le linge maculé entre l'œil et

la lumière, les taches apparaissent à peine. Il est même presque impossible de les distinguer à la lumière artificielle. A une certaine période, le liquide peut devenir absolument séreux, presque complètement transparent, mais la moindre fatigue, le moindre écart de régime éveilleront sa tendance à reprendre les caractères précédents.

Le malade n'éprouve pas de douleur. Dans la plupart des cas, sauf l'écoulement, il n'est pas autrement incommodé par sa bulbite.

Lorsqu'elle existe, la douleur est légère et intermittente. Au moment de la miction, elle consiste en une sensation de cuisson, tantôt profonde, périnéale, tantôt rapportée à l'extrémité de la verge.

Dans ce dernier cas, la douleur s'irradie, comme cela a lieu dans les calculs vésicaux, dans les cystites du col, etc.

Lorsque la douleur revêt des caractères d'acuité plus considérables, c'est qu'alors elle se lie à l'existence d'une complication quelconque, ou à la transformation de la bulbite en une uréthrite diffuse, par extension progressive.

La miction est peu modifiée; souvent même elle ne l'est pas du tout. Les phénomènes pathologiques les plus saillants à ce point de vue, consistent en une sorte de petit bouchon muco-purulent qui précède le premier jet d'urine. Ce bouchon se produit surtout lorsque le malade reste longtemps sans uriner. Il résulte de l'épaississement dans la région bulbaire, du pus qui s'y trouve sécrété.

L'agglutinement des lèvres du méat que nous avons déjà signalé, constitue aussi un léger obstacle à l'émission de l'urine.

Signalons enfin le mélange du pus aux premières gouttes d'urine, et la teinte blanchâtre que prennent celles-ci lorsquelles sortent du canal.

Si, dans de telles conditions, on explore le malade, on constate une série de symptômes qui complètent le diagnostic. La meilleure position à donner au patient est la situation assise sur un fauteuil, le tronc fortement penché en arrière, de manière à ce que le corps soit sur un plan incliné. Si on fait pénétrer un explorateur à boule, on ne constate rien d'anormal dans le canal. Lorsque la boule de l'explorateur arrive dans le cul-de-sac du bulbe, le malade accuse quelquefois une légère sensation de piqûre ou de brûlure. Il ne faut pas confondre cette sensation pénible avec celle qu'on observe chez tout le monde, dès qu'on pénètre dans le sphincter uréthral. Cette différence est quelquefois difficile à établir, étant donnée la proximité de ces deux régions anatomiques, et la difficulté qu'on a de faire la part de ce qui revient à chacune d'elles dans le phénomène douleur.

Si, après avoir introduit la bougie exploratrice dans le canal jusqu'au voisinage de la région bulbaire, sans y pénétrer, on la retire à soi, on ne constate sur le talon de l'instrument aucune trace de pus ; mais si on recommence la même manœuvre, en ayant soin de pousser la boule exploratrice jusque dans la région bulbaire, et si on imprime à la tige de l'instrument quelques tours de rotation rapide, on ramène, en retirant la bougie, une quantité de pus variable. Cette expérience démontre irrécusablement que le pus provient donc exclusivement de la région bulbaire. Il faut avoir soin de ne pas traverser le sphincter intéruréthral avec l'instrument explorateur, de crainte de pousser dans l'urèthre postérieur un peu de pus bulbaire, auquel cas il serait possible de déterminer une uréthrite postérieure par innoculation directe. Il est important d'employer pour l'exploration méthodique du cul-de-sac du bulbe, une bougie exploratrice, dont le volume soit en rapport avec le diamètre du canal uréthral.

Il est utile ici, comme dans toutes les maladies de l'urèthre, de savoir, si oui ou non, l'urèthre postérieur est malade; cette connaissance est d'autant plus utile que, ainsi que nous le verrons, les bulbites se compliquent souvent d'uréthrites postérieures. Pour faire cette exploration, sans faire courir au malade le risque d'auto-inoculation, il sera bon de faire un lavage de la région bulbaire, suivant le procédé que nous indiquerons à la fin de ce travail.

Cela fait, on pourra aisément franchir le sphincter intéruréthral.

L'absence de tout symptôme positif dans l'urètre postérieur et dans la partie la moins profonde de l'urèthre antérieur est, pour ainsi dire, la preuve clinique de la bulbite.

CHAPITRE IV

MARCHE, DURÉE ET TERMINAISON

La bulbite est une maladie toujours longue, toujours
tenace. La raison de ce fait nous paraît tenir aux erreurs
de diagnostic auxquelles donne lieu cette maladie, aux
notions peu précises qu'on a sur elle, à la situation profonde qu'occupe le foyer inflammatoire, à la difficulté
qu'on a de l'atteindre directement, à la tendance qu'a le
pus de stagner à son niveau, et enfin, au passage inces-
sant de l'urine sur la région malade.

La bulbite est donc une affection constamment chronique; elle peut durer des mois, des années; non traitée,
ou mal combattue, elle peut absolument s'éterniser; il
n'y a même aucune raison pour qu'elle disparaisse spontanément. Disons cependant que nous avons vu quelques exemples de guérison de cette affection, survenant
sous l'influence d'un changement de régime, d'hygiène, .
du repos, en dehors de toute action thérapeutique.

Soignée par les moyens les plus rationnels, la bulbite
présente une durée variable, mais qui n'est jamais inférieure à quelques semaines. Dans ces cas, elle peut se
prolonger deux ou trois mois. Cette évolution est importante à connaître, car elle empêche le médecin de déses-
pérer de la guérison.

Même dans les cas où la bulbite semble traîner, il ne faut pas se décourager. En modifiant l'action locale, en multipliant les moyens thérapeutiques et en les rendant plus intenses, on doit guérir la bulbite dans la grande majorité des cas.

La durée de la bulbite sera d'autant plus réduite qu'on exercera sur elle une action plus directe. Les injections rétrogrades, les lavages uréthraux, les instillations, les insufflations codées, ont une grande efficacité.

Tous ces procédés ont en effet permis de porter directement sur le foyer pathologique, l'action modificatrice des substances médicamenteuses.

Les injections auxquelles on avait recours autrefois, atteignent rarement le cul-de-sac du bulbe ; il est exceptionnel qu'elles donnent un résultat positif. Le cubèbe, le copahu, le santal, le gurgun, la térébenthine et les balsamiques en général, sont, dans l'espèce, sans efficacité.

La récidive de la bulbite est tellement fréquente qu'elle désespère souvent malade et médecin. C'est ainsi que certains docteurs, ayant épuisé tout leur arsenal thérapeutique, en arrivant à conseiller à leur client d'attendre que la maladie veuille bien disparaître d'elle-même !

La bulbite est sujette à de nombreuses complications. Il arrive que ces dernières occupent le premier plan dans le tableau clinique et deviennent plus importantes que la maladie primitive. Elles vont faire le sujet du chapitre suivant.

CHAPITRE V

COMPLICATIONS

Les complications de la bulbite sont nombreuses; elles tiennent toutes à la situation particulière du foyer phlegmasique, à sa contiguïté avec le sphincter interuréthral l'urèthre postérieur, la vessie, la prostate, le canal déférent, l'épididyme, et l'urèthre antérieur.

Dans certaines circonstances, la bulbite se complique de spasme uréthral. Nous n'avons pas à retracer les caractères cliniques de cette complication dont les symptômes essentiels sont la rétention d'urine, le ténesme et les épreintes.

Il suffit que l'inflammation bulbaire progresse en avant, qu'elle touche la muqueuse du sphincter interuréthral pour que, surtout si le sujet est très nerveux, ce muscle se convulsionne par action réflexe, et présente les symptômes qui caractérisent son spasme pathologique.

Disons cependant que cette complication est, somme toute, rare. L'inflammation bulbaire a assez peu de tendance à progresser en avant.

Elle ne le fait guère que lorsqu'on introduit, dans un but curatif, un explorateur ou tout autre instrument dans le canal de l'urèthre et qu'on le pousse jusque dans

la région membraneuse. Dans ces cas, soit que l'instrument charrie du pus de la région bulbaire malade dans
la région membraneuse indemne et qu'il en résulte une
auto-inoculation ; soit que l'action traumatique, inévita-
table en pareille circonstance, soit suivie d'un résultat
réactionnel exagéré de la part du sphincter interuréthral,
en imminence morbide, à cause de la contiguité de la
bulbite ; soit enfin que le système nerveux uréthral se
trouve hyperesthésié à cause de cette dernière, le spasme
a une tendance très grande à se produire.

C'est là une complication qui, sans être grave, est à
éviter soigneusement, tant à cause de la douleur qui en
est la conséquence que de l'impossibilité où elle met le
médecin de constituer le traitement par les instillations
ou les autres moyens thérapeutiques.

Ajoutons que dans beaucoup de cas, le spasme uréthral est le résultat d'une installation mal faite ; aussi,
faut-il soigneusement éviter de verser le nitrate d'argent
au delà des limites postérieures du cul-de-sac du bulbe.
Le même fait peut succéder à une injection brutalement
poussée en dehors de tout transport de pus d'avant en
arrière.

L'uréthrite postérieure est une complication très fréquente de la bulbite.

Le foyer inflammatoire n'a pour la déterminer qu'à
franchir la région membraneuse.

Cette éventualité, dans les cas ordinaires, est cependant assez peu à redouter. Ce muscle sphinctérien
constitue en effet, pour le canal uréthral, une barrière
presque infranchissable. On a eu raison de le prendre

comme point de séparation entre l'urèthre antérieur et l'urèthre postérieur. L'anatomie aussi bien que la physiologie et l'embryologie confirment cette théorie qui se trouve en concordance parfaite avec la pathologie. Dans bien des cas, les maladies de l'urèthre antérieur respectent l'urèthre postérieur et inversement.

La bulbite, à cause de son siège, est certainement une des affections de l'urèthre antérieur qui menace le plus l'urèthre postérieur.

Les symptômes de l'uréthrite postérieure sont caractérisés par des envies fréquentes d'uriner, par un sentiment de cuisson profonde, périnéal, hypogastrique aux dernières gouttes de la miction, par du ténesme et des épreintes, par des troubles de l'urine qui renferme des petits flocons purulents, et des filaments épithéliaux émanant de l'urèthre postérieur.

Souvent cette complication est prise pour la cystite du col. Somme toute, la cystite du col n'en est qu'un degré plus avancé; elle succède à une extension plus considérable de la maladie en arrière, et ses symptômes sont l'exagération de ceux de l'uréthrite postérieure.

C'est là une maladie trop classique pour que nous en parlions longuement.

La cystite générale et à la rigueur la pyélite et la pyélo-néphrite peuvent avoir pour point d'origine une simple bulbite. Mais ce sont des raretés cliniques. Le processus est toujours celui de l'extension progressive par continuité ou contiguïté si l'on préfère.

Ces faits expliquent la lombalgie qu'on peut observer quelquefois dans le cours des bulbites et qui, ici comme dans le cours des rétrécissements, semble reconnaître pour cause l'irritation latente, insidieuse, uréthro-rénale, à moins qu'il ne s'agisse d'une irradiation douloureuse nerveuse.

Nous n'avons pas parlé de cette lombalgie dans le chapitre clinique, et pour cause. Quoique assez fréquemment liée à une simple bulbite, elle n'en constitue pas un symptôme habituel; elle est toujours l'expression clinique d'une complication, d'un état irritatif du rein ou de l'urethère. La notion de ce symptôme est très importante, car d'elle on peut tirer le diagnostic exact de la maladie, en ce sens qu'elle indique sur quoi doivent porter l'attention du clinicien et ses procédés d'investigations.

La lombalgie symptomatique des affections uréthrales, sur laquelle a tant insisté autrefois Civiale, n'a jamais été signalée, que nous sachions, comme manifestation pathologique de la bulbite.

Quoique moins rare ici que dans les rétrécissements uréthraux, il nous a paru bon de la signaler et d'y insister.

La prostatite est exceptionnellement observée dans le cours de la bulbite proprement dite. Lorsqu'elle survient, elle ne peut qu'être la résultante d'une uréthrite postérieure. La bulbite, en définitive, en est bien la cause première, mais elle n'en est que la cause médiate. En d'autres termes, elle ne peut se compliquer de prostatite qu'après s'être compliquée d'uréthrite postérieure. Nous n'avons donc rien de particulier à mentionner à ce sujet, puisque nous nous trouvons exactement dans les conditions étiologiques de la prostatite succédant à l'uréthrite postérieure en général. Les observations qui précèdent s'appliquent à la déférentite et à l'épididymite. Si l'inflammation bulbaire traverse la portion membraneuse, elle menace dès lors l'embouchure des canaux éjaculateurs, les vésicules séminales, les canaux déférents et l'épididyme qui leur fait suite. Il y a lieu de se demander ici si ces complications sont le fait d'un transport microbien dans le système des canaux conducteurs du sperme, ou bien d'une simple progression inflammatoire de proche en proche. La première hypothèse nous semble bien plus rationnelle que la seconde, étant donné que l'épididymite est assez rarement précédée de déférentite. Du reste, discuter davantage ces deux doctrines serait répéter les classiques. En avant, la bulbite peut donner lieu, comme complication, à des poussées d'uréthrite antérieure. Que cette inflammation localisée, qui dans certains cas est cliniquement à peine appréciable, se réveille sous une influence quelconque, qu'elle reprenne de l'intensité, qu'elle se diffuse et l'uréthrite antérieure généralisée peut être produite. Ces faits expliquent pourquoi un homme, en apparence guéri d'une ancienne blennorrhagie, peut voir tout à coup sa maladie se réveiller à l'occasion d'un excès quelconque, alors qu'il se croyait complètement guéri. Nous trouvons là aussi l'explication d'un grand nombre de faits où une femme absolument saine est censée avoir contagionné un homme en apparence bien portant.

L'existence indéniable du gonocoque a ruiné l'opi-

nion ancienne de la chaudepisse légitime, *par excès*.
Nous savons aujourd'hui qu'entre la blennorrhagie vi-
rulente et l'uréthrite inflammatoire, il existe la même
distance qui sépare la lymphangite infectieuse de la
lymphangite simple, l'érysipèle de l'érythème, etc. Mais
on comprend qu'une bulbite gonoccoccienne, caracté-
risée par un suintement qui, quoique insignifiant, n'en
est pas moins virulent, puisse à l'occasion d'une excita-
tion banale, se reconstituer, reprendre son activité première et ses caractères primordiaux par le fait d'une
généralisation, à tout l'urèthre antérieur, du foyer morbide. Les retours offensifs d'une bulbite, suivant le processus que nous venons d'indiquer, peuvent très bien
faire croire à une uréthrite à répétition. A supposer que
cette forme clinique existe quelquefois, on doit être très
réservé pour prononcer un diagnostic, et ne pas porter
ce dernier avant d'avoir fait la part du rôle que peut
jouer la bulbite.

CHAPITRE VI

Le diagnostic de la bulbite est assez facile dans presque tous les cas. Pour l'établir il faut d'abord tenir compte des symptômes précédemment indiqués, ainsi que de l'absence d'une altération quelconque de l'urèthre postérieur et des parties antérieures de l'avant-canal. En d'autres termes, presque toutes les blennorrhées qui ne paraissent pas liées à une lésion anatomique des parties sus-mentionnées sont les conséquences d'une bulbite.

Nous n'avons pas à revenir sur la valeur sympto-matique de chacun des phénomènes que nous avons étudiés précédemment. Nous ferons simplement ressortir l'importance de l'exploration à l'aide de la bougie à boule, qui nous permet de déterminer le point de départ de la sécrétion purulente et le siège exact du foyer morbide.

Au point de vue du diagnostic différentiel nous nous arrêterons à peine sur les maladies développées dans les régions qui siègent au delà du sphincter inter-uréthral. Jamais on ne pourra confondre une uréthrite postérieure et à plus forte raison une cystite du col et une cystite généralisée avec une bulbite. En effet, la bulbite est une urétrite antérieure, son symptôme essentiel est un écoulement purulent indépendant de la miction et une absence de douleur et de faux besoins d'uriner. Il est certain que dans beaucoup de cas la bulbite est douloureuse, mais elle l'est à la façon des uréthrites antérieures. Elle ne détermine jamais ces épreintes, ce ténesme qui sont le propre des maladies profondes de l'urèthre.

Il faut cependant se rappeler que la bulbite peut engendrer ces dernières à titre de complications ainsi que nous l'avons dit. Dans ce cas le diagnostic différentiel doit porter seulement sur la cause, sur le point de départ de la complication.

En d'autres termes, il faut déterminer que l'uréthrite postérieure, la cystite du col ont pour origine un foyer d'inflammation bulbaire; la seule difficulté consiste à déceler celui-ci et à lui donner l'importance pathogénique qui lui est propre, dans un tableau clinique où la complication occupe le premier plan.

Ce sont l'évolution de la maladie, les renseignements fournis par le malade, la marche ultérieure de l'affection et l'examen direct, s'il est possible, qui constitueraient le critérium nécessaire à cela.

Le diagnostic différentiel doit donc porter sur les maladies de l'urèthre antérieur, permien, desquelles nous pouvons de suite éliminer les phlegmasies aiguës, telles que la chaudepisse et les uréthrites simples. La bulbite est en effet une maladie essentiellement chronique et ne donne lieu qu'à un appareil symptomatique modéré.

Les deux affections qui ressemblent le plus à la bulbite et qui peuvent le plus prêter lieu à confusion sont :

1º Les rétrécissements.

2º Les follicules.

Les rétrécissements sont, comme on le sait, fréquemment le point de départ d'écoulements uréthraux. Dans bien des cas ils simulent à merveille tous les symptômes de la bulbite. S'ils siègent profondément dans l'urèthre antérieur ils peuvent même déterminer derrière eux un foyer de bulbite.

Le clinicien, dans ces cas, doit d'abord déterminer par l'exploration directe l'existence de la stricture. C'est là une question de délicatesse du toucher, d'éducation de la main, à propos de laquelle nous ne pouvons pas insister. Le diagnostic sera facile lorsque le rétrécissement sera serré, mais il le sera d'autant moins qu'il sera moins marqué ou qu'il affectera la disposition anatomique valvulaire.

Il arrive fréquemment qu'une fois le rétrécissement dilaté le suintement persiste, lié qu'il est dans ces cas à une bulbite deutéropathique. Le diagnostic, s'il n'a pas été porté jusque-là, sera facile à établir.

Les folliculites donnent lieu comme symptômes essentiels à un suintement blennorrhéique et à la formation de petites tumeurs, variant du volume d'un grain de cendrée de plomb à celui d'un petit pois, situées le long du canal de l'urèthre. (1)

C'est ce dernier caractère clinique qui permettra surtout d'établir le diagnostic. Dans la bulbite pure on

(1) Hamonic. Des folliculites de la femme. *Ann. dermat. et syph.* 1882.
    id.   id,   de l'homme. *Ann. méd. chirurg.* 1885.

n'observera jamais l'existence des tumeurs folliculaires. L'instrument explorateur permet aussi de reconnaître la présence de ces dernières et de provoquer à leur niveau un certain degré de douleur.

Les uréthrites goutteuses, rhumatismales, dyscrasiques en un mot, affectent une prédominance marquée pour la région bulbaire.

Cependant elles peuvent se répandre sur une portion plus ou moins étendue du canal, c'est au clinicien à déterminer par les moyens connus leur situation exacte.

Pronostic

Le pronostic de la bulbite est bénin en lui-même, sa gravité ne se tire que de la préexistence ou de la coexistence d'un rétrécissement et d'une des complications pouvant survenir dans le cours de cette affection. D'une façon générale, nous pouvons dire que la bulbite est longue à guérir, difficile à atteindre et qu'elle a une très grande tendance à revenir une fois qu'elle a été éteinte.

CHAPITRE VII

Le traitement doit avant tout être chirurgical et local. Dans quelques cas rares, les balsamiques, les boissons délayantes, les injections diverses etc., etc., et en un mot tous les procédés thérapeutiques qu'on emploie contre la blennorrhagie peuvent donner des résultats, mais c'est l'exception. Malgré tout ce que font les malades, la blennorrhée a une tendance considérable à s'éterniser, jusqu'au moment où on recourt aux traitements directs que nous allons mentionner en quelques mots.

1° La dilatation progressive à l'aide des bougies métalliques de Béniqué donne de bons effets; entre les mains du Dr Hamonic, nous l'avons vue réussir un grand nombre de fois. Ce spécialiste donne le conseil de la pousser toujours aussi loin que possible, bien plus loin dans une bulbite que dans un rétrécissement, c'est là une des conditions de succès. Il faut qu'elle soit toujours très progressive, il ne faut jamais précipiter les séances et surtout fatiguer le canal, ou l'irriter, ou le faire saigner en passant en une fois un trop grand nombre d'instruments. D'après notre maître, M. le Dr Hamonic, la dilatation agirait dans la bulbite en modifiant la muqueuse à la façon du massage.

2° Les lavages de l'urèthre antérieur d'après les méthodes classiques constituent un bon résultat. Au dispensaire de M. le Dr Hamonic, nous les avons vus employer et employés nous-même très souvent, en nous servant de solution de sublimé, de biiodure, d'acide borique, de chlorure de zinc, etc., de créoline, d'eau iodée etc., etc. Avec notre maître nous pensons que ce n'est pas tant la qualité du liquide laveur que sa quantité même qui agit ici. Ce qui le prouve; c'est que l'eau bouillie donne des résultats excellents, surtout si on l'emploie à une température élevée voisine de 40 degrés et obtenue en laissant refroidir l'eau préalablement portée à l'ébullition.

3° Les instillations dans le cul-de-sac du bulbe donnent de bons effets. Nous avons essayé une foule d'agents caustiques. Ceux qui nous ont le mieux réussi sont le nitrate d'argent à 1/30, le chlorure de zinc à 2/100, le perchlorure de fer à 3/100. Nous renvoyons à l'excellent traité de M. le professeur Guyon relativement au manuel technique de cette petite opération.

4° En terminant, nous devons signaler avec quelques détails les insufflations iodées à propos desquelles M. le Dr Hamonic et moi avons publié un mémoire. (1)

Nous reproduisons ici la partie essentielle de ce travail.

D'UN NOUVEAU TRAITEMENT DE LA BLENNORRHÉE PAR
LES VAPEURS IODÉES

« Les observations que M. Daunic a recueillies à mon dispensaire et celles que j'ai prises dans ma clientèle de

(1) Soc. de méd. prat. 21 juin 1888.

ville, me permettent d'espérer que le traitement iodé dont je vais parler pourra, dans beaucoup de cas, rendre de grands services.

« Avant tout, que faut-il entendre par blennorrhée?

« Je ne crois pas que ce soit là une entité morbide déterminée. Je n'hésite même pas à dire qu'on a eu tort de la décrire à part et d'en faire le type chronique de la blennorrhagie.

« Des moyens nouveaux d'investigation de l'urèthre, sur lesquels je reviendrai plus tard, me permettent de dire que constamment la blennorrhée n'est que la manifestation d'une lésion anatomique de la muqueuse uréthrale. La blennorrhée, comme la gastrorrhée n'est, somme toute, qu'un symptôme. A aucun titre on ne peut en faire une maladie,

« Dans la plupart des cas, elle est liée à un rétrécissement plus ou moins serré, souvent insensible et pouvant passer inaperçu cliniquement, mais qui n'en est pas moins la cause efficiente.

« D'autres fois, elle est l'expression clinique d'une altération glandulaire, d'une folliculite urétrhale, reconnaissable à certains symptômes sur lesquels j'ai appelé l'attention en 1885.

« Dans certaines circonstances enfin, la blennorrhée reconnaît pour origine une bulbite ou inflammation du cul-de-sac du bulbe uréthral, phlegmasie localisée, qui est loin d'être rare et sur laquelle M. Daunic écrit en ce moment un travail important.

« Je crois que la blennorrhée a fait son temps en tant que type morbide. On doit, à mon avis, la regarder comme un symptôme d'une lésion uréthrale, variable du reste, et seule capable de donner à l'affection sa dénomination nosologique.

« De ce qui précède, il ressort que, pour traiter efficacement la blennorrhée, il faut d'abord s'adresser à sa cause. Le procédé thérapeutique variera donc suivant les circonstances.

« Mais ce n'est pas tout. Il existe des cas dans lesquels la cause de la maladie ayant été abolie, le symptôme, en raison d'une certaine accoutumance morbide, persiste plus ou moins longtemps. De sorte que le malade croit que le traitement a été négatif.

« Ici, il est important de s'adresser, en même temps qu'à la lésion causale, au symptôme lui-même, dans l'espèce, à la blennorrhée;

« Mais il faut que, dans sa thérapeutique, le médecin agisse méthodiquement et qu'un de ces deux facteurs ne capte pas toute son attention, au détriment de l'autre.

« On ne guérirait pas le malade en tarissant son écoulement blennorrhéique et en laissant subsister son rétrécissement, par exemple.

« Mais, une fois l'indication causale de la blennorrhée remplie par le traitement, je crois qu'on peut obtenir vis-à-vis de l'écoulement un résultat rapide et brillant par l'emploi des vapeurs iodées, qui me paraissent constituer un modificateur local puissant et un antiseptique des plus actifs.

« Dès maintenant, je tiens à dire que l'expérimentation et la clinique m'ont démontré depuis longtemps que ces vapeurs n'ont sur la muqueuse uréthrale aucune action fâcheuse. Elles sont à peine douloureuses. Dans quelques circonstances même, elles semblent calmer l'irritation uréthrale et amènent une sédation locale. Jamais je n'ai vu une inflammation succéder à leur application.

« Les instillations de nitrate d'argent faites dans le cul-de-sac du bulbe, lorsqu'il s'agit d'un rétrécissement, peuvent calmer la blennorrhée. Mais il n'est pas douteux que ce caustique, si on en répète l'application, n'amène, par l'irritation locale qu'il provoque, un accroissement du tissu fibroïde ou fibreux du rétrécissement. Le remède opposé au symptôme exagère la lésion causale.

« Je n'ai jamais constaté ce fait à propos des applications des vapeurs iodées. Au contraire, ces dernières paraissent avoir une sorte d'action résolutive locale qui rend de plus en plus aisé le passage des instruments, si on pratique la dilatation en même temps qu'on emploie les vapeurs iodées.

« Au début de mes recherches, je craignais la pénétration des vapeurs dans la vessie. J'ai pu me convaincre que cette frayeur était exagérée. L'action de ces dernières sur la muqueuse vésicale est nulle. Elle provoque tout au plus quelques symptômes passagers de cystite. Du reste, il est facile d'éviter cette pénétration. Je dirai plus, il est difficile de l'obtenir.

« J'ai employé, dans mes premières expériences, une sonde en gomme, à bout coupé, que j'introduisais dans l'urèthre antérieur à une profondeur variable. A son extrémité libre, j'adaptais une des deux tubulures d'un ballon contenant de l'iode métallique. A l'autre tubulure, je fixais une soufflerie. Je chauffais l'iode et je chassais les vapeurs à travers la sonde. Elles refluaient d'arrière en avant, entre les parois de cette dernière et celles du canal de l'urèthre, et ressortaient avec un bruit particulier à chaque pression de la poire à insufflation. Même lorsque je portais l'extrémité de la sonde jusqu'au sphincter interuréthral, je constatais que le retour de l'air à l'extérieur se faisait aisément et que la tendance à pénétrer dans la vessie était nulle.

« Avec M. Daunic, j'ai fait un modèle d'appareil à insufflation que M. Luer a construit et qui permet de porter les vapeurs sur le point qu'on désire. Nous avons modifié plusieurs fois cet instrument, car le reproche qu'on peut lui faire, c'est d'être attaqué par l'iode. Le platine seul résisterait absolument à cet agent. Mais le prix de revient serait trop élevé. Il importe donc de nettoyer facilement et rapidement l'appareil, et pour cela les pièces qui le composent doivent être aussi indépendantes que possible.

« Il est formé de deux sondes contenues l'une dans l'autre. Entre elles il existe un certain espace. La sonde intérieure est percée à son extrémité courbe de quatre fenêtres occupant les extrémités des deux diamètres perpendiculaires. La sonde extérieure est munie de quatre ouvertures en regard des précédentes. Elle est divisée en deux parties se vissant l'une sur l'autre et facilitant son nettoyage.

« Les deux sondes sont terminées à leur extrémité courbe, au delà des fenêtres, par un pas de vis, intérieur pour la sonde extérieure et extérieur pour la sonde intérieure. Un bouton hémisphérique porte un pas de vis périphérique qui s'adapte à la sonde extérieure et un pas de vis central qui se fixe à la sonde intérieure. Ce bouton forme la terminaison de l'instrument et relie les deux sondes. Cette disposition permet de les isoler facilement et de les écouvillonner complètement après chaque insufflation iodée. L'appareil porte au niveau de son pavillon un anneau placé du côté de la convexité. De plus, il est gradué en centimètres.

« L'iode métallique est placé dans un petit ballon tubulé, dont le bouchon en caoutchouc, percé d'un trou, est traversé par un tube de verre recourbé et effilé à sa pointe. A la tubulure, on adapte une double poire en caoutchouc.

« Le manuel opératoire est des plus simples. On huile la sonde. Si on emploie une pommade, il faut éviter de boucher les orifices. On l'introduit de façon à amener ceux-ci en regard du point où l'on veut porter les vapeurs iodiques. Pour cela, on a préalablement déterminé cet endroit à l'aide de la bougie exploratrice, qui indique la distance du méat où l'on doit placer les fenêtres de la sonde. La graduation de l'instrument facilite la manœuvre, on chauffe le ballon à la lampe à alcool jusqu'à ce que les vapeurs aient atteint le degré de concentration voulu. On introduit l'extrémité effilée du tube dans la sonde intérieure, et on imprime des pressions plus ou moins rapides à la poire en caoutchouc qu'on manœuvre de la main droite, tandis que de la main gauche on maintient la sonde.

« L'air chargé de vapeurs iodiques arrive aux fenêtres de l'appareil, agit sur la muqueuse uréthrale, et rétrocède par l'intervalle situé entre les deux sondes.

« Je n'hésite pas, aujourd'hui que j'ai pu apprécier l'innocuité de ce procédé, à introduire la sonde dans le cul-de-sac du bulbe et à insuffler les vapeurs d'une façon continue pendant que je retire peu à peu l'instrument du canal. Je recouvre ainsi la totalité de l'urèthre antérieur d'une légère couche iodique. Dans ce cas, par la pression du canal, on amène au méat une goutte de mucus ou de pus coloré en noir par l'iode. Malgré cela, la douleur locale est nulle ou presque nulle.

« Le ballon doit être chauffé jusqu'à ce que les vapeurs soient violettes. On peut même arriver à une teinte presque noire.

« Le bec du ballon s'engorge quelquefois. Il est bon d'en avoir plusieurs de rechange. Pour le désobstruer, il n'y a qu'à le chauffer et à chasser l'iode au moyen de petits chocs.

« Le nettoyage des sondes se fait à l'aide des écouvillons qu'emploient les fumeurs de pipe. Il est bon de les imbiber d'alcool pour dissoudre l'iode précipité.

« Sous l'influence des insufflations iodées, l'écoulement blennorrhéique devient incolore et transparent. Il diminue d'intensité et disparaît, quelle que soit sa cause.

« La douleur est nulle. Certains malades éprouvent même un soulagement immédiat.

« Dans le cas les plus rebelles, une moyenne de huit insufflations m'a suffi pour amener le guérison.

« Je ne donne que le résumé *succinct* des observations cliniques auxquelles je pourrai bientôt, je l'espère, ajouter toute une nouvelle série. Je n'ai voulu publier que les cas où la guérison semble être complète.

« Je me garderai d'affirmer qu'elle est définitive. L'avenir seul peut nous fixer à cet égard. Néanmoins, les résultats des insufflations iodées ne sauraient être mis en doute, puisque, dans les huit cas suivants, la blennorrhée a été enrayée rapidement par l'iode, alors qu'elle avait résisté obstinément à tous les autres agents. »

Depuis ce temps nous avons modifié l'instrument en le simplifiant. La sonde intérieure est libre dans la sonde extérieure, elle tient en place grâce à une légère différence de courbure qui fait que la première est légèrement forcée dans la seconde.

Les fenêtres de la sonde extérieure ont été remplacées par un simple orifice terminal. Il en résulte plusieurs avantages. D'abord, les bords des fenêtres ne raclent plus la muqueuse lorsque la sonde est introduite dans l'urèthre. Puis les vapeurs iodées sont projetées directement et non plus latéralement. Enfin, l'appareil est plus résistant et d'un prix de revient moins cher.

Les cas de guérison des bulbites par les insufflations iodées se sont multipliés, depuis un an que M. le Dʳ Hamonic les emploie à son dispensaire.

Ce procédé thérapeutique réussit surtout dans les cas de bulbites catarrhales sans réaction, à forme torpide.

Sous l'influence des insufflations, l'écoulement devient très vite incolore et transparent pour diminuer progressivement.

OBSERVATIONS

Recueillies dans le dispensaire de M. le Dr PAUL HAMONIC

OBSERVATION I

N⁰ 109. — *Bulbite-Uréthrite postérieure.*

M. V. Léon, âgé de 42 ans, garçon de magasin, rue Mazagran, n° 9.

Ce malade ne présente pas d'antécédents. En octobre 1886, il est atteint d'une blennorrhagie qui dure deux mois. Il se croyait guéri lorsque le suintement a reparu pour disparaître quelque temps après. Il y a eu ainsi pendant deux ans des alternatives d'apparitions et de disparitions de l'écoulement.

Le 20 octobre 1888, il se présente au dispensaire, porteur d'un suintement purulent qui vient de l'urèthre antérieur. Nous amenons au méat, par une pression exercée sur la verge, d'arrière en avant, une grosse goutte du pus qui fait sur le linge une tache verte. Le malade ne souffre pas aux dernières gouttes d'urine. Ses mictions sont fréquentes. Ces symptômes nous font porter le diagnostic d'uréthrite antérieure.

Nous donnons, comme traitement, des injections au ratanhia, au tannin et au sulfate de zinc, et nous conseillons quelques bains sulfureux.

Le 16 novembre, le malade n'a plus d'écoulement, mais il a remarqué que lorsqu'il va à la selle, et qu'il expulse, avec un certain effort, les dernières matières fécales, un flocon de liquide purulent s'échappe par le méat. Ce liquide est filant comme du blanc d'œuf, d'une couleur verdâtre. Il urine sans douleur et souvent un flocon semblable est entraîné par les premières gouttes d'urine. Il a remarqué aussi des petits fils blanchâtres dans l'urine.

Nous pratiquons des instillations de nitrate d'argent au 1/30. Nous versons cinq gouttes dans l'urèthre postérieur.

Le 19 novembre, le malade ne se plaint pas d'avoir souffert à la suite de l'instillation, le suintement est moindre. Deuxième instillation

21 novembre. Troisième instillation, l'amélioration augmente.

23 novembre. L'amélioration continue. Quatrième instillation.

25 novembre. Nous pratiquons une nouvelle instillation (cinquième). Le malade ne trouve pas que son état soit changé depuis le 23 novembre.

Le 30 novembre. Il se déclare, cette fois, bien mieux. Les envies d'uriner sont moins fréquentes la nuit, et il peut attendre quatre heures dans la journée sans uriner, ce qui lui était impossible la semaine précédente. Sixième instillation.

3 octobre. Septième instillation. Le malade se trouve très bien.

6 octobre.   id.   id.   Huitième instillation.

12 octobre. Il n'y a plus d'écoulement. Mais depuis la veille, le malade remarque qu'au moment des selles il s'écoule un liquide « blanc comme du blanc d'œuf pliant ». Il ne souffre pas. Neuvième instillation.

Le malade urine deux fois la nuit, et le jour trois ou quatre fois. Dixième instillation.

17 octobre.   Id.   1,

21 octobre. Le malade est presque guéri.

26 octobre. Onzième instillation.

23 janvier 1889. Le malade allait très bien depuis le 26 octobre et voilà que le suintement est revenu depuis quelques jours. Il travaille beaucoup en ce moment. Cette récidive ennuie beaucoup le malade. C'est comme du blanc d'œuf, dit-il, et cela ne coule qu'au moment des selles. Nous pratiquons un lavage à la créoline et une instillation.

28 janvier. Nouveau lavage à la créoline. Instillation dans l'urèthre postérieur.

30 janvier. Nous reconnaissons un léger rétrécissement que nous dilatons jusqu'au 45 Béniqué. La prostatorrhée continue. Treizième instillation.

Observation II

N° 98. — *Bulbite chronique. Insufflations iodées*

M. R... Dominique, âgé de 29 ans, garçon de restaurant , 18, rue Jean-Jacques-Rousseau.

Sa mère est morte phtisique.

Il a eu à vingt-trois ans sa première blennorrhagie qui a duré un mois. La seconde, venue deux ans après, n'a jamais guéri ; elle a présenté des alternatives de recrudescence et d'amélioration, et s'est même compliquée d'une poussée de cystite légère.

Le malade a été atteint d'une syphilis bénigne à l'âge de vingt et un ans.

La maladie actuelle est une blennorrhée ; l'écoulement se mani-feste le matin et dans la journée, s'exagérant à la suite des moindres fatigues. Le santal, le cubèbe et le gurgun, l'opiat, les injections au salicylate de zinc et autres dont il ignorait la composition n'ont eu aucun résultat.

Un médecin le dilata jusqu'au numéro 25, sans aucun résultat. En ce moment l'écoulement est purulent, un peu filant au doigt. Les lèvres du méat sont un peu tuméfiées. Pas de rétrécissement. La boule de la bougie ramène, sur son talon, du cul-de-sac du bulbe, un gros flocon de pus. L'exploration n'est pas douloureuse.

Le malade a eu deux ou trois poussées d'épididymite droite, il y a deux ans, et au mois de juin dernier, une nouvelle poussée a lieu, à la suite d'une grande fatigue. Nous lui conseillons des lavages à l'eau bouillie.

Constatant les insuccès de toutes les médications employées, nous pratiquons, le 7 novembre, une première insufflation iodée.

Le 9 novembre, l'écoulement est plus abondant. Nous pratiquons un lavage avec de l'eau très chaude.

Et le 14 novembre, nous donnons la seconde insufflation.

Le 16 novembre. Pas de modification. Troisième insufflation plus forte que les précédentes. Aucune douleur.

Le 19 novembre. L'état est stationnaire. Nous employons la poire du thermocautère pour insuffler les vapeurs avec plus de force.

Le malade accuse une légère douleur.

21 novembre. État stationnaire. Cinquième insufflation.

23 novembre. L'écoulement est très abondant. Nous prescrivons une injection à la résorcine, quinine, bismuth, liqueur de Van Swieten, et comme le 26 novembre, la poussée d'uréthrite paraît moins aiguë, nous ne pratiquons pas d'insufflation iodée. Le malade nous dit avoir souffert seulement au moment des érections et dans la nuit du 21. Il se fait une seule injection le soir.

28 novembre. Grande amélioration. Nous pratiquons une insufflation iodée très légère.

30 novembre. Nouvelle insufflation.

3 décembre. Le malade a un suintement très abondant depuis la dernière insufflation. Ce suintement est séreux, visqueux ; il y a quelques taches verdâtres sur le linge.

Pas de douleur. Nous laissons le malade en repos, et pour calmer cette uréthrite iodique, nous donnons une injection (résorcine, quinine, liqueur de Van Swieten et bismuth) et un lavage avec de l'eau de goudron pour le soir.

10 décembre. Amélioration. Le liquide séreux est encore blanchâtre, filant, assez abondant à la suite de la pression de la verge. Injection aux trois sulfates.

17 décembre. Idem.

24 décembre. Idem. Insufflation après un lavage.

4 janvier 1889. Lavage à la créoline et insufflation iodée.

21 janvier. Le malade vient d'avoir une épididymite droite, qui a laissé des traces notables.

23 janvier. État stationnaire. Lavage prolongé à la créoline.

25 janvier. Id. Lavage créoline. Instillation dans le cul-de-sac du bulbe. Trois gouttes d'une solution à 1/20.

Le 28 janvier. Le malade a eu un écoulement très abondant à la suite de la dernière instillation. Cet écoulement a persisté deux jours, puis il a repris ses caractères précédents.

1er février. Amélioration. Lavage. Instillation légère.

6 février. L'amélioration continue. Lavage et instillation. Il y a quelques filaments dans l'urine.

Le 8 février. Nouvelle poussée d'épididymite gauche, peu douloureuse, mais la tuméfaction a duré très longtemps.

Aujourd'hui l'épididyme est induré en masse, surtout au niveau de la tête ; il y a dans la vaginale un épanchement assez notable.

Le testicule est un peu douloureux.

L'écoulement a complètement disparu depuis le deuxième jour de l'existence de l'épididyme ; chose qui n'avait pas eu lieu dans les atteintes précédentes.

Nous ordonnons du chlorhydrate d'ammoniaque, des cataplasmes, des bains et du repos.

Le 22 février. Nous faisons le pansement compressif au diachylon compressif de Velpeau, sur le testicule gauche.

Le 27 février. Le malade va bien.

L'épididyme est un peu grosse.

Nouveau pansement.

15 mars. Injection au ratanhia, tannin et sulfate de zinc.

OBSERVATION III

Nº 114. — *Léger rétrécissement. Bulbite. Insufflations
iodées.*

P., Octave, âgé de 27 ans, épicier, 23, rue Lesueur. Pas d'antécédents.

A l'âge de 25 ans, il a été atteint d'une blennorrhagie dont la période aiguë a duré un mois et depuis elle dure à l'état de blennhorrée avec des alternatives d'amélioration et de recrudescence.

Le malade a tout essayé ; suivant aussi bien les conseils de la 4ᵉ page des journaux que ceux plus éclairés du Dʳ Mauriac, à l'hôpital du Midi.

Le 26 novembre 1888, il se présente au dispensaire.

L'exploration nous révèle une petite bride, en avant du sphincter interurétbral. Une goutte le matin, quelques-unes dans la journée qui tachent le linge en jaune. Le plus souvent les taches sont laiteuses et les lèvres du méat sont collées. — Il n'y a pas de symptômes d'uréthrite postérieure.

La boule de la bougie n'amène pas de pus du cul-de-sac du bulbe et, malgré cela, l'inflammation paraît localisée en ce point.

L'exploration digitale ne montre rien d'anormal. Insufflation iodée.

28 novembre. Nouvelle insufflation iodée (faible).

30 novembre. Suintement absolument incolore. Troisième insufflation.

3 décembre. Id. Quatrième insufflation.

7 décembre. L'écoulement a beaucoup augmenté depuis la dernière insufflation. Le malade a beaucoup souffert pendant ces deux
jours. Aujourd'hui le suintement se compose de quelques gouttes
un peu jaunâtres,

Nous ne faisons qu'un lavage au sublimé.

10 décembre. Amélioration. Cinquième insufflation.

12 décembre. Il n'y a eu depuis le 10 qu'une seule tache, à peine
grisâtre.

Sixième insufflation.

14 décembre. Le malade est à peu près guéri. Septième insufflation.

17 décembre. Suintement séreux. Huitième insufflation et nous
prescrivons une injection au bismuth, quinine et résorcine.

21 décembre. La poussée d'uréthrite provoquée n'est pas calmée.
Le suintement est encore abondant mais *séreux*, nous donnons du
santal, des bains et faisons suspendre les injections.

26 décembre. Neuvième insufflation. Nous remarquons quelques
taches séreuses sur le linge. L'amélioration est très notable.

28 décembre. Dixième insufflation.

2 janvier. L'écoulement est presque tari et absolument séreux.

Une exploration minutieuse nous fait reconnaître un rétrécissement qui avait échappé jusqu'alors à toutes nos investigations.

7 janvier. Dilatation jusqu'au 41 Béniqué.

9 janvier. Grand lavage à la créoline et onze insufflations.

11 janvier. 43 Béniqué. Lavage.

14 janvier. 47 Béniqué. Grand lavage. Il n'y a pas eu trace de
suintement depuis le 11 janvier.

16 janvier. 49 Béniqué.

18 janvier. 52 Béniqué. Lavage à la créoline. Il y a eu un peu
de suintement qui avait disparu le 21, seul le méat est un peu
agglutiné. Grand lavage à la créoline.

23 janvier. Ecoulement insignifiant.

30 janvier. L'écoulement a disparu. Nous nous contentons de
faire un lavage à la créoline.

1er février. Id.

D   5

4 février. Quelquefois, au réveil, le méat est un peu collé, mais il n'y a pas de goutte.

6 février. Le malade va bien de même que le 8. Enfin le 11 février, après une pression sur la verge, il s'écoule un peu de sérosité absolument incolore.

OBSERVATION IV

N° 202. — *Uréthrite antérieure blennorrhagique; épididymite droite. Kyste de l'épididyme du même côté.*

P... Augustin, âgé de 26 ans, garçon de magasin, passage Tocanier, n° 17.

Pas d'antécédents héréditaires ni personnels.

Il a eu deux blennorrhagies.

L'une à vingt-cinq ans a bien guéri ; l'autre à vingt-six ans qui dure encore après avoir disparu plusieurs fois.

Il y a quatre mois le malade a gardé le lit quinze jours à cause d'une épididymite droite très violente.

Le 15 mai 1889, il se présente à nous et nous montre un écoulement uréthral assez abondant. Le méat est rouge et œdématié. L'exploration de l'urètre antérieur est si douloureuse que nous sommes contraints de nous arrêter. La muqueuse est inégale, raboteuse.

L'épididyme droite est indurée, douloureuse, surtout au niveau de la queue. A la tête nous trouvons une petite tumeur du volume et de la forme d'une noisette, mobile, reliée à l'épididyme par une sorte de pédicule. La pression est douloureuse.

Le malade ne s'est aperçu de la présence de cette petite boucle que depuis l'apparition de son épididymite.

Nous avons prescrit des frictions avec l'onguent napolitain belladonné, des capsules de santal citrin, des injections avec de de la résorcine et du repos.

OBSERVATION V.

N° 178. — *Rétrécissement valvulaire urétral. Bulbite.*

N. Célestin, âgé de 25 ans, employé, 62, rue Monsieur-le-Prince.

— 59 —

Pas d'antécédents. Il a eu à vingt ans sa première blennorrhagie
et trois autres qui se sont succédé depuis un an. Il a pris des
injections avec de l'eau quadruple et dernièrement avec de l'eau
phéniquée.

Il ne souffrait pas, mais à la suite des injections à l'eau phéniquée, la douleur est survenue et l'écoulement, insignifiant aupara-
vant, est devenu considérable. La solution employée était à 1/100.

Le 18 mars. L'exploration nous fait rencontrer une valvule
de Guérin très développée et près de l'éperon bulbaire, un rétrécissement valvulaire.

Nous le dilatons jusqu'au 39 Béniqué.

Le 20 mars, le n° 43 passe assez facilement.

21 mars. Un peu de sang vient après que nous eûmes passé le
n° 45.

OBSERVATION VI.

N° 105. — *Uréthrite antérieure. Insufflations iodées.*

M... Jean, agé de 39 ans, artilleur, demeurant rue Crozatier, 81.
Ses antécédents sont nuls.

Sa première blennorrhagie, qu'il eut à l'âge de vingt-cinq ans, ne
le fit pas souffrir, tout au plus ressentait-il quelques picotements.
Le suintement disparut après un an de traitement.

Il y a quatre ans l'écoulement reparut et malgré l'assiduité du
malade auprès des spécialistes, aucun ne put le guérir complète-
tement. Au moment où il se croyait débarassé, le mal, seulement
endormi, se réveillait de plus belle.

Le 12 novembre 1888, nous examinons le suintement qui nous
praraît insignifiant, la pression digitale amène au méat un peu de
muco-pus. L'explorateur ne nous révèle ni rétrécissement, ni uréthrite postérieure; il n'y a pas d'accumulation de pus dans le cul-de-
sac du bulbe.

Nous pratiquons la première insufflation iodée qui n'est pas du
tout douloureuse.

14 novembre. Deuxième insufflation. La première a produit un
peu de difficulté pour uriner. Le suintement n'est pas modifié.

17 novembre. Troisième insufflation plus forte : le malade souffre légèrement pendant un quart d'heure.

20 novembre. Quatrième insufflation n'est pas suivie de douleurs.

22 novembre. L'état du malade est le même. Nous faisons une instillation de nitrate d'argent 1/20. Cinq gouttes sont versées dans le cul-de-sac du bulbe.

24 novembre. Amélioration, nouvelle instillation.

28 novembre. Amélioration. Nous pratiquons une insufflation iodée que nous faisons suivre d'une instillation de nitrate.

30 novembre. Id.

4 décembre. Il n'y a plus qu'un suintement absolument incolore. Le linge n'est pas taché. Nous faisons une insufflation et une instillation.

Le malade accuse seulement quelques légers picotements dans le canal.

9 décembre. Le mieux s'affirme.

13 décembre. Id.

18 décembre. Plus de suintement nerveux. Le petit picotement nerveux persiste. Insufflation suivie d'une injection de cocaïne.

24 décembre. Guérison absolue.

Le 31 janvier, l'écoulement a reparu depuis quelques jours. Nous pratiquons un lavage et une instillation. Le malade doit user d'injections à la créoline.

3 février. Cette dernière est probablement la cause de la poussée d'uréthrite aiguë que présente le malade. Nous proscrivons des bains, des injections de bismuth avec quelques gouttes de laudanum et des capsules de santal.

12 février. Les phénomènes ont complètement disparu. Seuls les picotements ennuient le malade ; ils sont aussitôt calmés par une injection de cocaïne.

17 février. Le suintement a un peu reparu. Nous essayons de le couper par une forte instillation au nitrate, des injections au goudron et à la résorcine.

Le 23 février. Tout va très bien de même que le 10 mars.

OBSERVATION VII

N° 195. *Bulbite.*

M. M..., Ernest, âgé de 23 ans, agent de ville.

N'a aucun antécédent. Le 30 mars il fut atteint d'une blennor rhagie qui se calma peu à peu, pour ne paraître que le matin, sous la forme d'une goutte qui persiste et qui augmente à la suite de fatigues et d'excès.

Nous l'explorons. Le canal n'est pas rétréci ; au cul-de-sac du bulbe la bougie détermine une douleur assez vive. Le linge présente des taches d'un jaune verdâtre, allongées de haut en bas.

Nous pratiquons une instillation dans le cul-de-sac, une deuxième le 29 février, une troisième le 3 mai. L'amélioration est notable, le 8 mai il n'y a plus de pus, le 13, il reste un suintement léger que nous arrêtons avec succès par une quatrième et dernière instillation.

OBSERVATION VIII

N° 24. — *Léger rétrécissement. Bulbite. Uréthro-folliculite. Dilatation. Insufflations iodées.*

M. L. Henri, âgé de 29 ans, employé de chemin de fer, passage Vivienne.

Voici le tableau de son passé uréthral :

1ʳᵉ blennorragie, à 15 ans, dure trois semaines.

2ᵉ	—	à 16	—	3 mois.
3ᵉ	—	à 18	—	3 mois,
4ᵉ	—	à 19 ans 1/2, n'a jamais bien guéri.
5ᵉ	—	à 27 ans, il a eu une poussée aiguë d'uré-

thrite. Le suintement dure depuis dix ans avec des alternatives de disparition et de recrudescence.

Nous voyons le malade le 28 mai 1888, et nous constatons un rétrécissement, nous dilatons et arrivons au 55 Béniqué. Cette action exercée sur le canal est cause, ainsi que cela arrive presque toujours, de l'augmentation de l'écoulement. Dans le courant de juin, nous l'avons combattu avec succès par dix-sept insufflations iodées. Il avait beaucoup diminué et le 24 août, après la 25ᵉ insufflation, il était absolument séreux et insignifiant.

Nous reconnaissons à cette époque l'existence d'une folliculite de la fosse naviculaire.

On sentait, en pressant légèrement le gland entre les deux doigts, trois grains de plomb qui laissaient sourdre quelques gouttes de pus.

Nous employons l'électricité; à la troisième séance d'électrolyse négative, le malade nous annonce qu'un des follicules a diminué de volume et qu'il est moins dur.

Le 29 août, nous faisons un grand lavage au sublimé 1/000, et une instillation dans le cul-de-sac avec une solution de nitrate d'argent à 1/30.

L'écoulement a beaucoup diminué, il devient séreux et le 5 septembre, il ne consiste plus qu'en quelques rares gouttelettes puriformes. L'amélioration s'accentue. Nous faisons une séance de dilatation et arrivons au 55 Béniqué, un lavage au sublimé 1/1000, et une instillation au 1/30; quelques gouttes seulement.

Le 14 septembre, quelques gouttes apparaissent encore le matin, le mieux continue. Lavage au sublimé et instillation légère.

21 septembre, on sent toujours les deux follicules dans la fosse naviculaire; ils paraissent avoir diminué un peu. Il n'y a plus qu'une petite goutte le matin.

Nous reprenons l'électrolyse, troisième séance, lavage au sublimé. Instillation.

26 septembre. L'écoulement est séreux, mais semble plus abondant. Quatrième séance d'électrolyse.

1er octobre, cinquième séance, le 10 octobre, sixième séance. Nous donnons toujours les mêmes soins à l'écoulement qui avait disparu un moment pour reprendre le 17 octobre : le linge présente une grosse tache verte; le malade dit s'être beaucoup fatigué

Le 10 octobre. Le suintement est séreux, mais la pression des follicules amène au méat quelques petits g umeaux de pus concret. Septième séance d'électrolyse.

L'écoulement augmente et redevient purulent, nous faisons une insufflation iodée.

2 novembre. Amélioration notable, deuxième insufflation. Le 25 novembre, le malade va très bien. Il n'y a plus de suintement ni le matin, ni dans la journée. La pression énergique des follicules n'amène aucune sécrétion au méat, quoique on sente encore bien sous le doigt le relief que font les petites tumeurs, qui ont encore diminué de volume. Nous donnons une troisième insufflation. Le malade a cessé les injections depuis le 1er novembre.

10 octobre 1888. Suintement séreux insignifiant, on a de la peine à retrouver les follicules, quatrième insufflation.

16 janvier 1889. Nous revoyons le malade.

Il n'y a pas traces de suintement. Les follicules donnent la sensation de petites têtes d'épingles, dures, indolores.

On les sent encore le 25 janvier.

Le malade vient régulièrement tous les mois pour subir une séance de dilatation; son écoulement n'a pas reparu. On peut à peine sentir les follicules.

OBSERVATION IX

N° 216. -- Bulbite.

M. L., François, âgé de 20 ans 1/2, artiste musicien, 1, rue Davy.

En mai 1888, le malade a eu la syphilis, chancre, roséole, plaques muqueuses à la bouche, aux lèvres, de l'alopécie.

Au mois de septembre 1888, il a eu sa première chaudepisse qui a duré huit mois : il a pris du cubèbe, du copahu, des injections de toutes sortes et l'écoulement persiste. Il n'a jamais eu d'uréthrorrhagies.

L'exploration nous fait reconnaître les symptômes de la bulbite. Il n'y a pas de rétrécissement.

La boule de la bougie ramène du cul-de-sac du bulbe une assez grande quantité de pus épais.

Il n'y a rien dans la partie antérieure du canal.

Nous faisons une instillation de quatre gouttes de nitrate d'argent à 1/20.

Le 15 juin une seconde, la troisième le 22 du même mois.

Le 10 juillet, le suintement insignifiant, incolore, ne tache pas le linge. Quatrième instillation.

OBSERVATION X

M. Henri L., 29 ans, employé de chemin de fer.

Antécédents. — Première blennorrhagie à 15 ans; deuxième à 16 ans; troisième à 19 ans; quatrième à 27 ans.

Cette dernière n'a jamais guéri. Suintement blennorrhéique subissant à tous moments des poussées aiguës. Tous les traitements ont échoué, même la dilatation.

Le 25 avril, je constate un rétrécissement situé à 2 centimètres en avant du bulbe. Dilatation progressive. En même temps, je pratique une insufflation iodée tous les deux jours. Guérison du suintement à la cinquième insufflation. La dilatation n'est pas encore terminée.

OBSERVATION XI

M. B., employé de commerce, 33 ans.

Cinq blennorrhagies ayant duré toutes très longtemps. Soignées par des injections caustiques. Dilaté il y a un an à l'hôpital Necker. Non guéri. Le malade offre un écoulement blennorrhéique depuis 1882. Jamais il n'a cessé. Lombalgie continuelle.

Je le dilate en janvier et en février 1888, et je l'amène au 52 Béniqué. Le malade urine bien, mais le suintement persiste.

Cinq instillations dans le cul-de-sac du bulbe, avec du nitrate d'argent à 1/30 et à 1/20. Pas de résultat. Douleur vive. Du 20 au 30 mai, je fais sept insufflations iodées. A la troisième, le suintement diminuait pour la première fois. A la cinquième il n'existait plus.

La guérison se maintient depuis vingt jours.

OBSERVATION XII

M. S., 34 ans, surveillant d'usine. En 1875, paraphimosis et gangrène du prépuce. En 1881, blennorrhagie violente qui n'a jamais guéri, malgré tous les traitements employés.

En 1886, au mois de janvier, je constate chez ce malade un rétrécissement serré, situé en avant du cul-de-sac du bulbe.

Je le dilate et j'arrive au n° 54 Béniqué en trois mois. L'écoulement blennorrhéique persiste, mais il est un peu moins épais. Quinze instillations n'amènent aucun résultat. Je lui conseille de vivre avec son suintement et de se faire dilater de loin en loin.

En avril et mai 1888, je pratique onze insufflations iodées. Grande amélioration à la cinquième. A la neuvième, on ne constate plus de suintement. La guérison se maintient depuis six semaines.

OBSERVATION XIII

M. P., paveur, 35 ans.

Première blennorrhagie à 27 ans. A duré six mois. Deuxième à 30 ans. N'a jamais guéri. Soigné par une foule d'injections et de remèdes.

Je vois le malade en septembre 1886. Je constate deux rétrécissements valvulaires, à 8 et à 11 centimètres du méat. Dilatation par les bougies Béniqué. J'arrive au n° 60 en cinq mois.

Malgré tout, le suintement persiste.

Huit instillations au nitrate d'argent ne donnent pas de résultats.

Première insufflation iodée le 6 mai.

Du 6 mai au 3 juin, quatre insufflations sont faites. Le malade n'a plus constaté le moindre suintement depuis le 1er juin. C'est la première fois depuis cinq ans qu'il se trouve dans un état aussi satisfaisant.

OBSERVATION XIV

M. D., 26 ans, employé de bureau. Lymphatique. Première blennorrhagie à dix-huit ans, deuxième à vingt-un ans. Celle-ci n'a jamais guéri. — Elle a été le point de départ d'une blennhorrée qui a persisté avec une ténacité absolue, se réveillant de temps en temps et passant à l'état aigu.

En février 1887, je trouve un rétrécissement fibreux, très serré, situé à huit centimètres du méat. Dilatation très pénible.

En juin, le 55 Béniqué passe, mais l'écoulement persiste.

Quatre instillations au nitrate d'argent.

Pas de résultat, si ce n'est de la douleur et de l'inflammation. Je constate à la suite que le 49 Béniqué ne peut plus passer. Je suspends tout traitement.

En février 1888, une insufflation iodée est faite. Pas de résultat.

En mars, deux sont faites. Pas de résultat.

En avril, j'en fais quatre à deux jours d'intervalle l'une de l'autre. A la quatrième tout suintement disparaît.

En mai, le suintement a un peu reparu, mais absolument incolore. Trois insufflations sont encore faites. Le n° 55 Béniqué passe facilement en deux séances.

Après cette dernière série d'insufflations, je vois revenir le malade le 10 juin. Il va très bien.

OBSERVATION XV

M. C..., valet de chambre, 42 ans. Écoulement blennorrhagique depuis vingt-deux ans. A l'âge de vingt ans, il a eu une chaudepisse cordée qu'il a très mal soignée. Il a uriné le sang à de nombreuses reprises.

En 1886, je constate un rétrécissement fibreux occupant la totalité de l'urèthre antérieur. Le canal a l'aspect, au toucher, d'un véritable chapelet. Il présente une suite de nodosités variant du volume d'un pois à celui d'une noisette.

Je conseille l'uréthrotomie interne qui est refusée. Je tente sans espoir la dilatation. En quinze mois et après une série d'incidents, j'atteins le n° 56 Béniqué. Le rétrécissement peut être considéré comme guéri.

Mais le suintement persiste. Je refuse de faire des instillations. En mars 1888, je me décide à pratiquer des insufflations iodées. A la cinquième, le malade était complètement guéri. La guérison persiste depuis deux mois.

OBSERVATION XVI

M. D..., employé de mairie, 37 ans. Une seule blennorrhagie ; blennorrhée depuis dix ans.

En octobre 1887, je découvre un rétrécissement fibroïde de la région pénienne. Je le dilate facilement. En neuf séances je passe le n° 54 Béniqué.

Quoique cela, le suintement persiste. Six instillations sans aucun résultat. En mai dernier, sept insufflations iodées. Guérison.

OBSERVATION XVII

M. M..,, 31 ans, représentant de commerce. Première blennorrhagie à dix-huit ans, deuxième à vingt ans, troisième à vingt et un ans; elle n'a jamais guéri. Suintement chronique abondant avec poussées aiguës tous les deux mois environ.

Malgré tous les traitements possibles, l'état ne s'améliore pas.

Je vois le malade en décembre 1886. Rétrécissement fibreux au fond de l'urèthre antérieur. Dilatation progressive.

En trois mois, j'arrive au 54 Béniqué, à raison de deux séances par semaine pendant le premier mois, et une séance par semaine le reste du temps.

Quoique cela, le suintement persiste. Il s'est cependant atténué.

En juillet 1887, quinze instillations sont faites dans le cul-de-sac du bulbe — dix avec du nitrate d'argent à 1/20 et cinq avec du sublimé à 1/500. Pas de résultat. Du 23 avril 1888 au 30 mai, neuf insufflations iodées sont pratiquées. — Guérison qui se maintenait encore le 14 juin.

CONCLUSIONS

1. Sous certaines influences, les uréthrites antérieures simples ou spécifiques, se localisent dans le cul-de-sac du bulbe et constituent une entité morbide bien déterminée qui mérite le nom de *Bulbite*.

2. Nous pensons qu'on a exagéré l'importance anatomique du cul-de-sac du bulbe. On ne le rencontre pas chez l'adulte, à l'état normal. On le trouve chez le vieillard mais pas constamment. Cette dépression fait défaut chez beaucoup d'animaux.

En somme, le cul-de-sac du bulbe, très peu ou même pas sensible chez un adulte normal, s'accentuerait et présenterait des caractères propres, sous l'influence d'une affection chronique de l'urèthre antérieur. Cette affection paraît correspondre à une modification pathologique des tissus altérés par une phlegmasie chronique de longue durée. Il faut aussi tenir compte de la stricture normale du sphincter interuréthral qui, par sa tonicité et sa contraction normales, donne l'illusion d'une partie dilatée, située juste en avant de lui.

3. Le cul-de-sac du bulbe n'a aucun usage physiologique déterminé, puisque son existence est liée à un processus accidentel. Il est, au contraire, le point de

départ de symptômes pathologiques d'autant plus persistants que la dépression bulbaire est plus accusée.

4. Le microscope démontre souvent à ce niveau des traces d'inflammation chronique et ancienne. Sauf ces cas, la structure histologique ne diffère guère de celle du reste de l'urèthre antérieur.

5. Les uréthrites antérieures ont une tendance à se localiser dans la partie profonde de l'avant-canal à cause : 1º de la déclivité, lorsque le malade est couché; 2º de l'action des injections qui poussent le pus d'avant en arrière; 3º de l'urine qui séjourne en ce point, surtout si la contraction des muscles du périnée est un peu faible; 4º et du peu d'action qu'exercent sur cette région, les liquides médicamenteux par suite de la difficulté qu'ils ont à vaincre pour pénétrer jusqu'à lui, lorsqu'ils sont injectés.

6. Quelquefois la bulbite est primitive d'emblée.

On peut admettre, dans ce cas, que le sujet est porteur d'un cul-de-sac bulbaire, produit par une maladie uréthrale antérieure. Les agents microbiens de la suppuration qui ont pénétré dans le canal, trouvent en ce point un milieu de culture favorable à leur évolution. Ils s'y développent et créent un foyer phlegmasique localisé. Ce fait est rare.

7. La bulbite peut dépendre d'un état général (arthritisme, goutte, rhumatisme, lymphatisme, etc.) au même titre qu'une uréthrite quelconque.

8. Le plus souvent, elle est la conséquence, la terminaison d'une uréthrite antérieure qui a progressé d'avant en arrière, ou qui, après avoir envahi d'un coup la totalité de l'avant-canal, reste localisée dans la partie la plus profonde.

9. La bulbite est très souvent liée à un rétrécissement uréthral, surtout si celui-ci est situé, comme cela arrive très souvent, en avant de la région bulbaire.

10. Les symptômes de la bulbite consistent surtout en un suintement particulier, en une douleur ressentie au passage de la bougie exploratrice, lorsque la boule arrive dans la région bulbaire, à une souffrance déterminée par la pression directe du périnée, en avant de l'anus, en quelques modifications de l'urine et du jet urinaire et enfin en symptômes négatifs du côté de la partie antérieure de l'avant-canal et de l'arrière-canal.

Ajoutons que l'exploration uréthrale dénote que la source du pus est exclusivement bulbaire, lorsqu'elle est pratiquée méthodiquement.

11. Toutes les bulbites sont longues à guérir tant qu'on n'exerce pas une action locale et directe sur le foyer pathologique.

12. Elles ont une tendance très grande à récidiver.

13. Elles peuvent se compliquer de spasme interuréthral, de déférentite, d'épididymite, d'uréthrite postérieure. Ces complications sont dues au voisinage de la

région bulbaire avec les organes qui sont le siège des complications que nous venons d'énumérer.

14. Modifier la région bulbaire par des agents thérapeutiques directs, telle est la base du traitement de toute bulbite.

On atteint ce but par les lavages, les instillations, les cautérisations directes par le nitrate d'argent, les insufflations de vapeurs d'iode.

15. Il faut tenir grand compte dans le traitement de l'état général du malade (arthritisme, etc.) et de la cause (rétrécissement, etc.) à laquelle peut être liée la bulbite.

TABLE DES MATIÈRES

Le Mans. — Typ. Ed. Monnoyer. — 1889.

LÉGENDE DES PLANCHES

PLANCHE I

CANAL DE L'URETHRE

1. Fœtus de 3 mois (grossi 4 fois).
2. Enfant de 1 jour (grossi 2 fois).
3. Enfant de 10 ans.

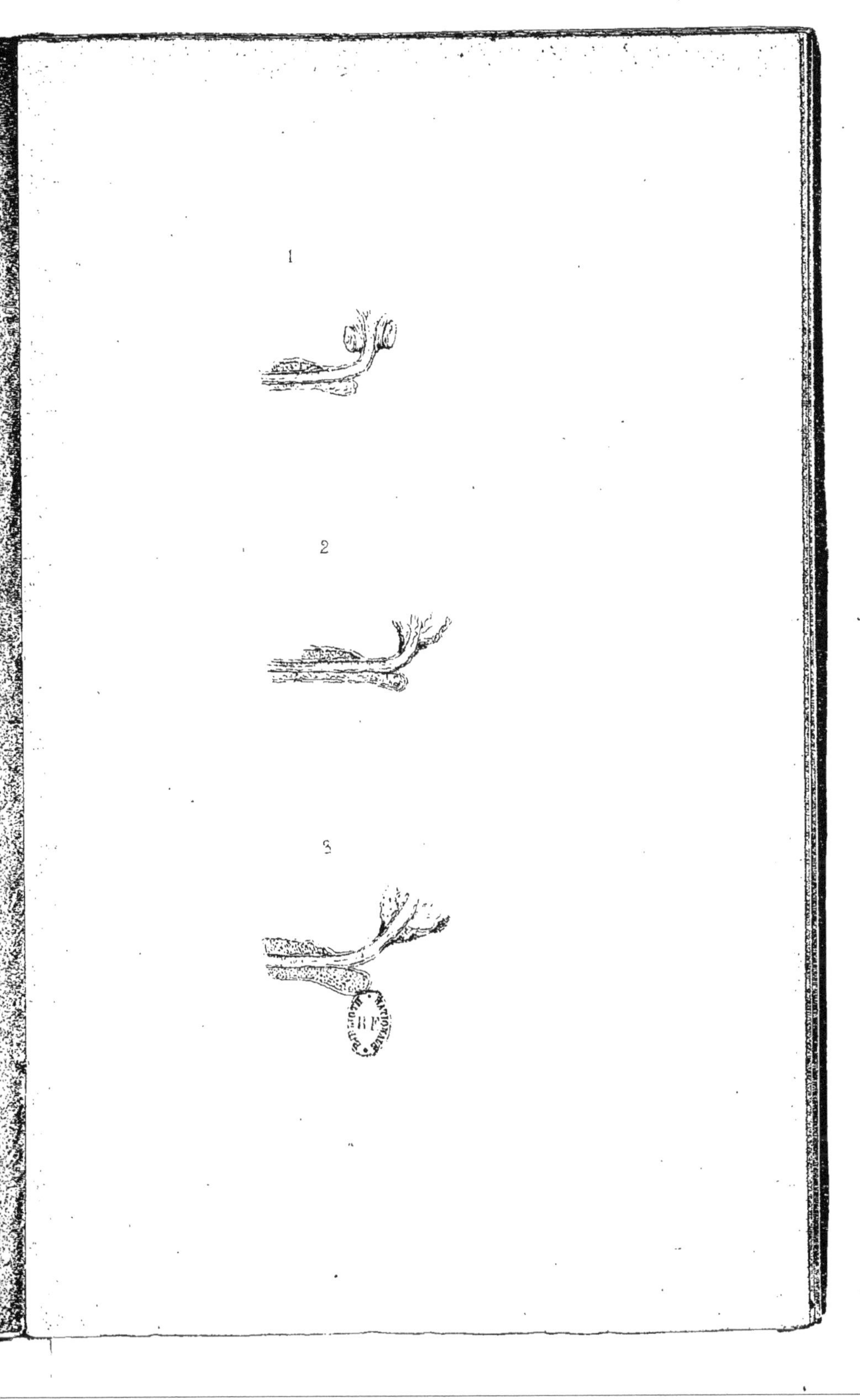

1
2
3

PLANCHE II

CANAL DE L'URETHRE

1. Adulte (26 ans).
2. Homme (37 ans).
3. Homme (53 ans).

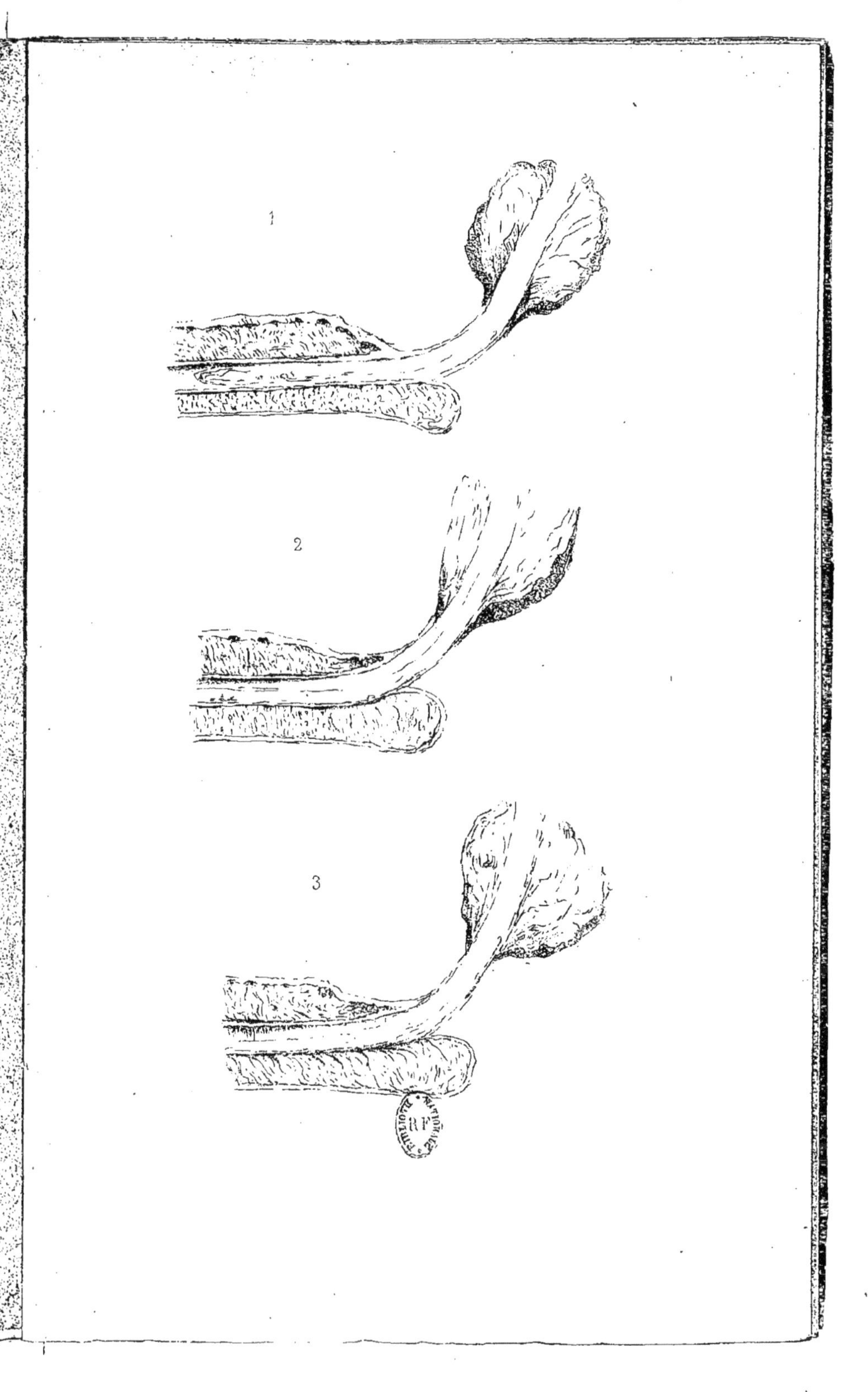

PLANCHE III

CANAL DE L'URÈTHRE

1. Cobaye.
2. Lapin.
3. Mouton.
4. Chien.

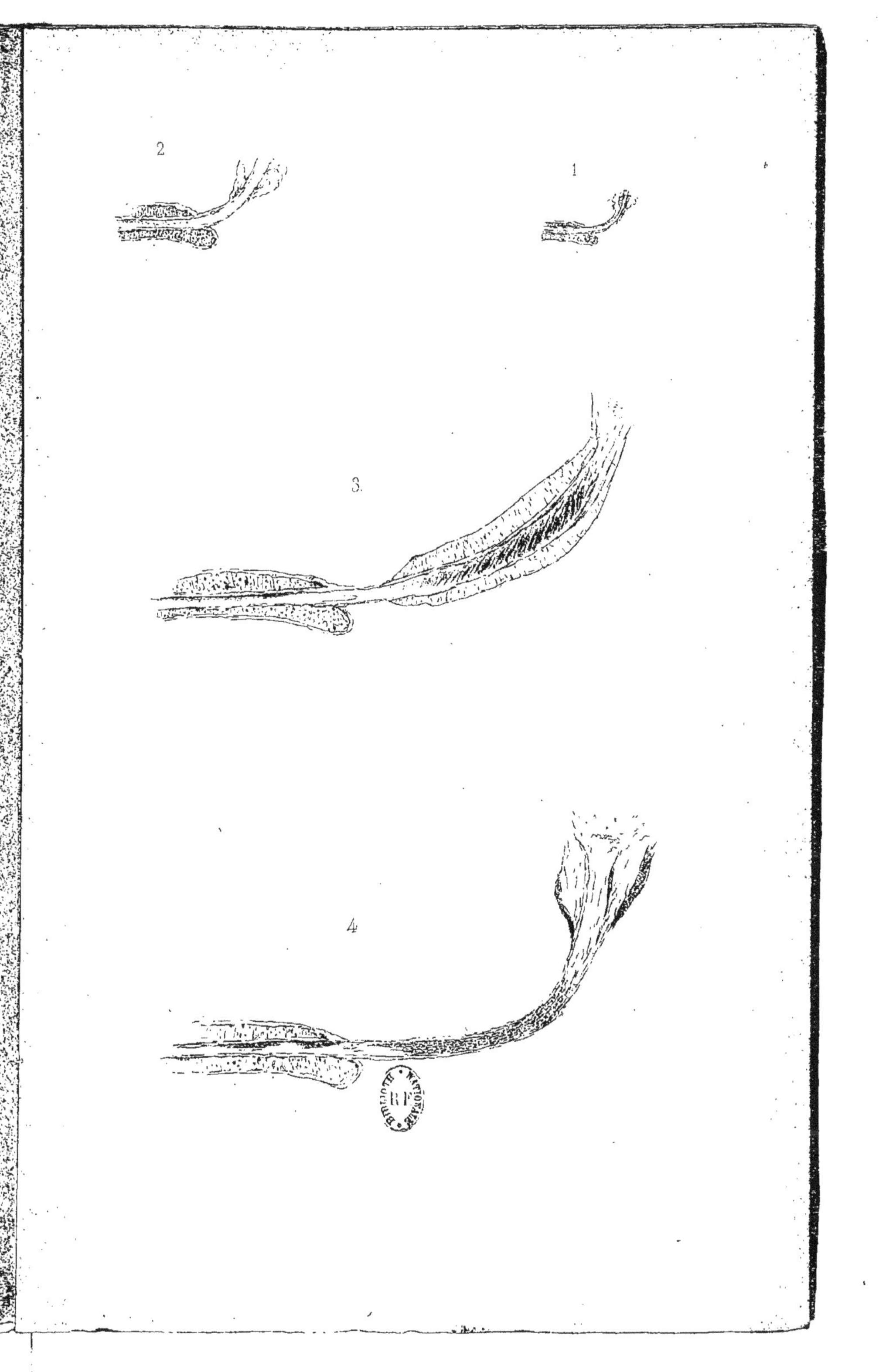
2
1
3.
4

PLANCHE IV

I. COUPE DU BULBE

a. Épithélium.

b. Tissu conjonctif entremêlé de fibres élastiques.

c. Veines.

d. Fibres musculaires lisses.

e. Fibres musculaires striées.

II. MUQUEUSE

a. Épithélium composé de trois couches.

b. Couche amorphe remplie de noyaux.

c. Tissu conjonctif entremêlé de fibres élastiques.

III. COUCHE PROFONDE

a. Tissu conjonctif.

b. Fibres élastiques.

c. Veines.

d. Faisceau de fibres musculaires lisses.

e. Fibres musculaires striées.

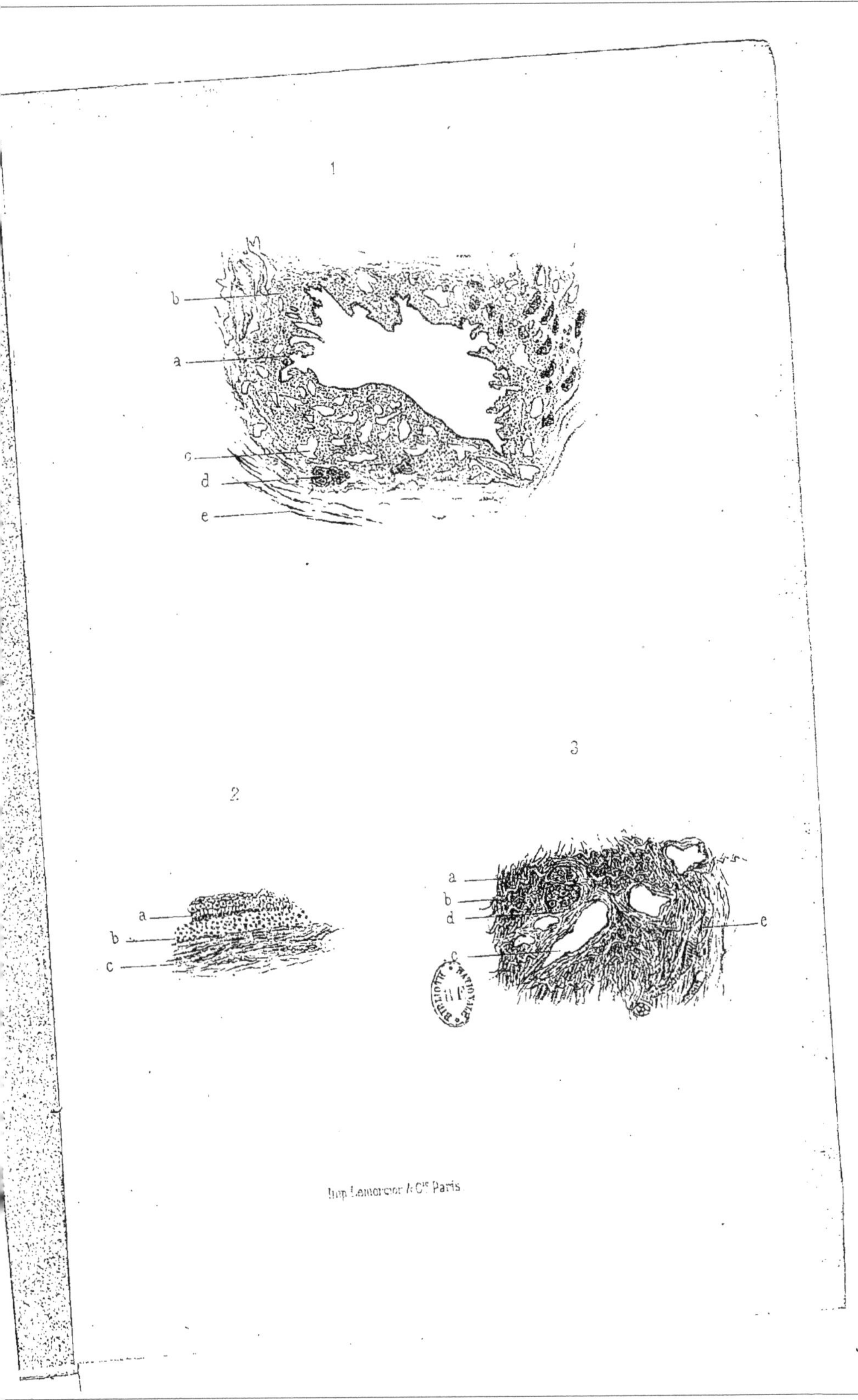

1
b
a
c
d
e
2
a
b
c
3
a
b
d
c
e

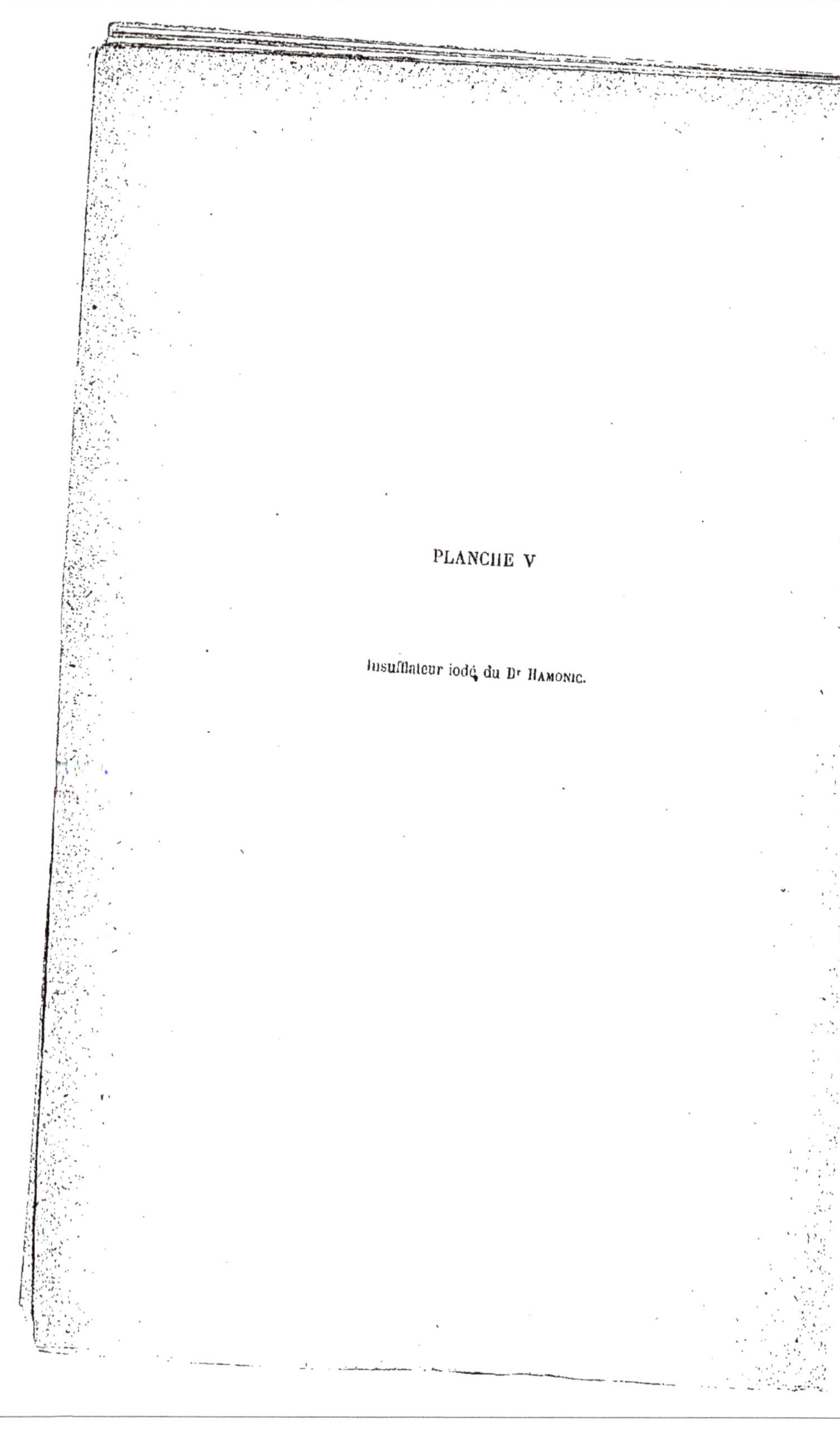

PLANCHE V

Insufflateur iodé du Dr HAMONIC.

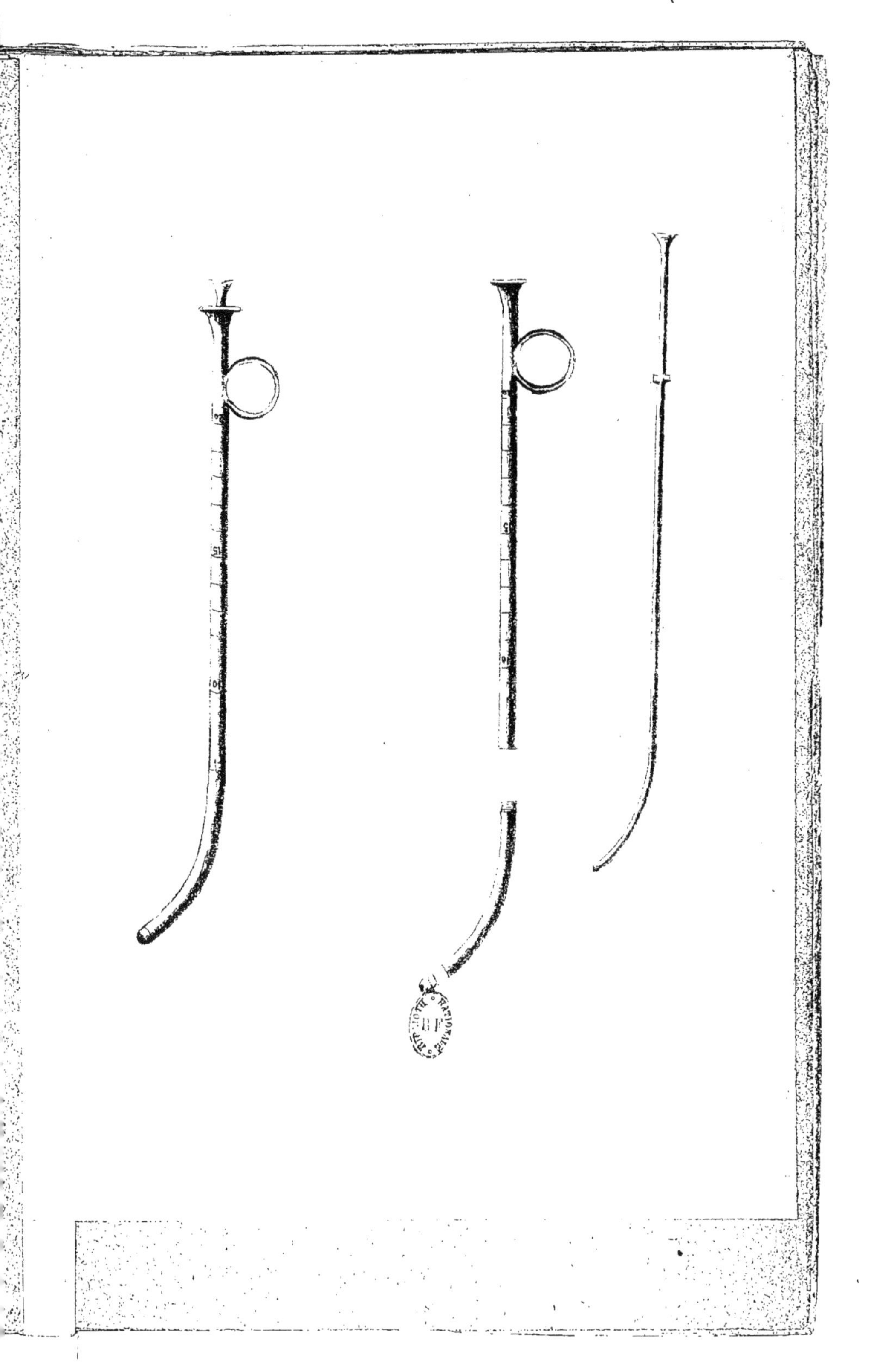

PLANCHE VI

Position des mains.

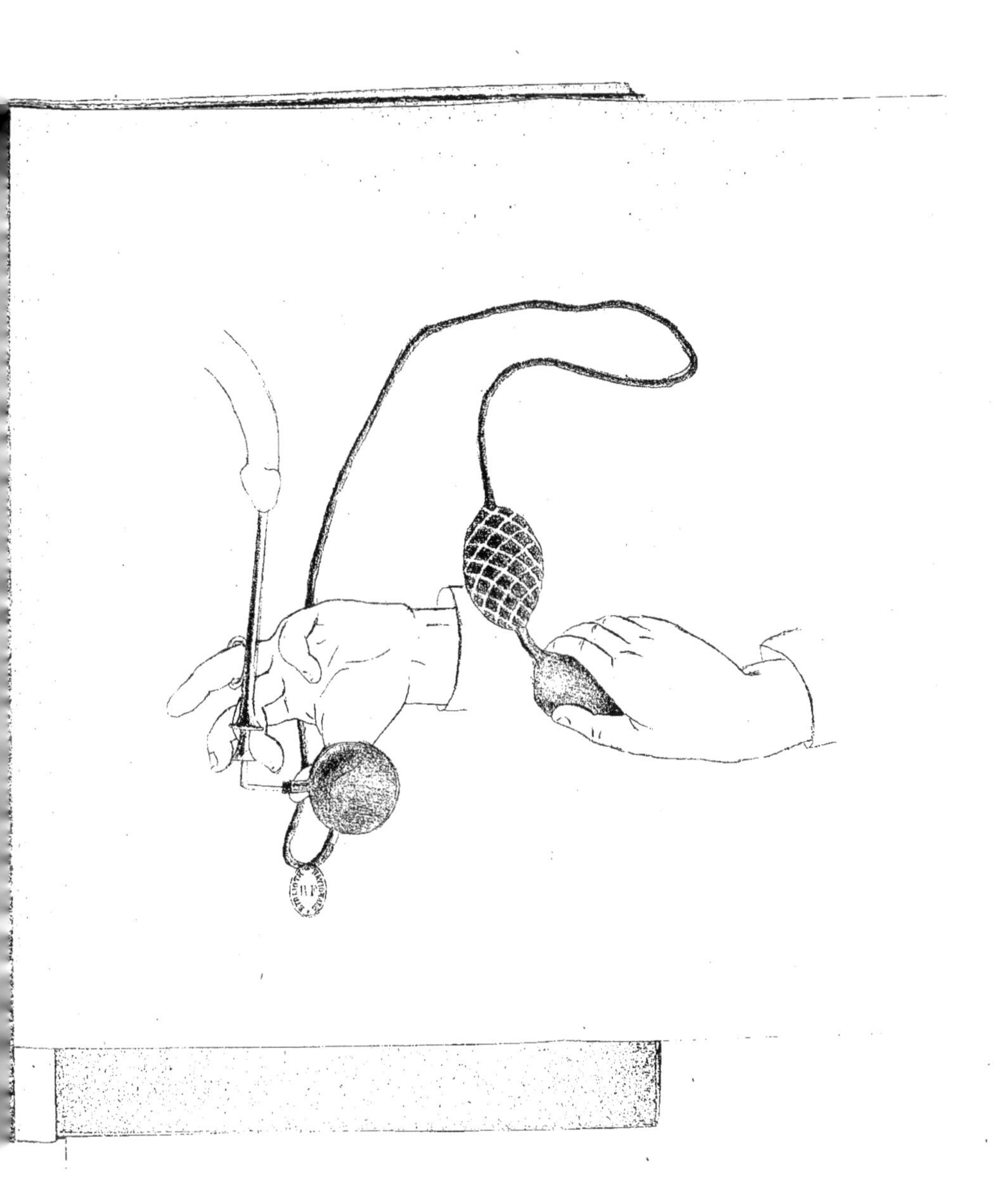

PLANCHE VII

Cul-de-sac du bulbe.